顎骨壊死を誘発する

ビスフォスフォネート

経口薬あるいは静注薬 ――歴史，病因，予防，治療――

顎骨壊死を誘発する
ビスフォスフォネート
経口薬あるいは静注薬 ―歴史，病因，予防，治療―

Robert E. Marx, DDS 著

日本口腔外科学会　翻訳監修

クインテッセンス出版株式会社　2009

Tokyo, Berlin, Chicago, London, Paris, Barcelona, Istanbul, Milano, São Paulo, Moscow, Prague, Warsaw, New Delhi, Beijing, and Bukarest

© 2007 Quintessence Publishing Co, Inc

Quintessence Publishing Co, Inc
4350 Chandler Drive
Hanover Park, Illinois 60133
www.quintpub.com

All rights reserved. This book or any part thereof may not be reproduced, stored in a retrieval system, or transmitted in any form or by any means, electronic, mechanical, photocopying, or otherwise, without prior written permission of the publisher.

Editor: Lisa C. Bywaters
Design: Dawn Hartman
Production: Patrick Penney

Printed in Canada

目　次

献　呈　vi
序　vii
監訳者 序　ix
監訳者・訳者一覧　x

1　ビスフォスフォネート誘発顎骨壊死についての記述と歴史　1

2　ビスフォスフォネート系薬剤の作用機序と薬物動態　9

3　ビスフォスフォネート製剤の医学的適応　21

4　大理石骨病：ビスフォスフォネート誘発顎骨壊死との発生類似性　39

5　ビスフォスフォネート静注薬誘発顎骨壊死のリスク，予防，処置　49

6　ビスフォスフォネート経口薬誘発顎骨壊死のリスク，予防，管理　77

7　病的な臨床症例集　97

用語集　143
索　引　149

献　呈

　本書を謹んでわが両親，父 Nicholas A. Marx, Sr ならびに母 Eva M. Marx に捧げます．第一次世界大戦で分裂したヨーロッパからの移民で，苦労して生活を切り開き，大恐慌，第二次世界大戦，朝鮮戦争，そしてヴェトナム戦争の混乱のなかで家族の貴重品を食物に替えて支えてくれました．同胞の Nicholas A. Marx, Jr および Carl M. Marx とともに，両親の懸命な努力と計り知れない犠牲に対して深甚なる感謝を捧げます．そのお陰で私たちは偉大なるアメリカの夢を体現できております．

序

新疾患の発見
「新しい疾患を発見したと思ったとき，おそらく文献を完璧に渉猟することはしていないであろう．」
——匿名引用

学説がたどった3つのステージ
ステージ1：嘲笑の的で，信じる人がいなかった段階．
ステージ2：学説は受け入れられたが軽視された段階．
ステージ3：真理と認められ爆発的な反響を得た段階．実際批判した人たちは今や彼らの独自性と専門性を主張する．
——匿名引用

　ビスフォスフォネート誘発顎骨壊死に関する一連の出来事が，いかにこの2つの匿名引用の賢明さを証明したかは驚くばかりである．放射線照射を受けていないのに骨露出のある複数の患者が来院し始めて，唯一の共通項がビスフォスフォネート製剤の静脈内投与治療中であることがわかった時，私は新しい疾患を発見した，あるいは少なくとも新しい薬物毒性による副作用に違いないと考えるに至った．しかしながら第1章で明らかにされるように，それは間違いであった．実際それは19世紀末から20世紀初頭にかけてリン鉱石坑夫やマッチ工場の労働者に見られた有名な「phossy jaw（リン顎骨壊死）」と同様の疾患であり，これについては当時多くの著者によって記載されていた．

　私が今日敷衍されているビスフォスフォネート静注薬に起因する骨露出が難治性であるばかりか，外科的に壊死組織除去すると却って悪化すると医学誌に警告を発した時には，その信憑性については遍く否定的であり，その報告は一般に信用されなかった．思い起こせば Novartis 製薬の医師ならびに研究者は，骨露出の原因は化学療法とデキサメタゾンの使用にあるとしていたし，同様に *New England Journal of Medicine* の専門査読者は「ありえない」，「実在しない」と断言して掲載を拒否した．しかし，その後まもなく同僚の Salvatore Ruggiero 医師によって複数の症例報告がなされ，これをきっかけに世界中からあふれるほどの症例報告が寄せられるようになった．それらのすべての報告はついにビスフォスフォネート誘発顎骨壊死症例の山となり，もはや疑う余地はなくなった．

　第2段階は消極的な受け入れと，取るに足らない反論から始まった．「編集者への

書簡」では，問題を「過剰反応」と決めつけて，さまざまなかたちで「客観性」を求め，その因果関係を否定するものが多かった．やがて確固たるデータに基づく研究報告が爆発的に増えた．われわれの研究は2005年11月，*Journal of Oral and Maxillofacial Surgery* に掲載され，翌12月には *Journal of the American Dental Association* に4論文に分けて発表された．2006年には最初の2か月の間に，世界各地から200以上の論文が医学，歯学のあらゆる分野の専門家によって報告された．この疾患の重大さに異論をはさむ者はもはやいなくなった．

第3段階は今や百花繚乱である．この時期にはほとんどすべての歯科系専門学会，多くの医科各分野の専門家集団，それに医薬品会社などがつぎつぎと，いわゆる専門委員会からの公式声明文書を発表した．米国口腔顎顔面外科学会，米国歯科医師会，米国口腔内科学会，米国歯周病学会，米国口腔顎顔面病理学会，米国骨代謝学会，メイヨークリニック，Novartis製薬などが名を連ねている．正直言ってそれらのうちのいくつかは，慌てて関心を寄せたために急ごしらえの感を拭えず，そのデータあるいは内容はきわめて貧弱なものもあった．

この通覧の目的は，このミステリーを解くために，善良な専門集団に程度の低い当てこすりをしようとするものではなく，また卑下しようとも自己顕示をしようとするものでもない．そうではなくて著者自身を含めて本当の「エキスパート」はいないということを指摘したいのである．口腔顎顔面外科学，腫瘍医学，歯周病学，骨科学，薬理学，内分泌学，その他いろいろな分野におけるエキスパートたちは，独自の特別委員会を組織して問題提起したが，これらの集団のどこにもビスフォスフォネート誘発顎骨壊死に関するエキスパートはいなかったということは紛れもない事実である．この疾患の様態は，どのグループにとってもまったく新しい概念なので，裏づけのあるデータや長期間の経験がなかったのである．

したがって，本文では控えめに「今日初めて知られた」真実だけを述べていると理解していただきたい．関連する歴史的な事柄，作用メカニズム，ビスフォスフォネート製剤による所期の恩恵，大理石骨病との臨床的また原因論的関連性，ビスフォスフォネート静注薬に関連する問題と予防／治療ガイドライン，ビスフォスフォネート経口薬に関連する問題と予防／治療ガイドライン，そして最後に，この複雑な疾患に現実味を与える実際の症例集が，第1章から7章までに順次まとめられている．本書の目的は，現段階でのわれわれの知識と理解をベースにして，歯学あるいは医学領域の同僚を啓発しようとするものである．さらに，第5，6章における予防ガイドライン，第7章に示した臨床シナリオと症例集が，「予防医学」の崇高な概念をサポートするとの評価をリップサービスでなく得られれば幸いと願っている．そして治療ガイドラインが一人でも多くの人たちの痛みと苦悩を和らげることができれば，これ以上の喜びはない．

監訳者 序

　2003年9月，米国口腔顎顔面外科学会雑誌「編集者への書簡」に掲載されたビスフォスフォネート（以下，BP）静注薬に起因する骨露出に関する著者 Marx 教授の報告がすべての始まりであった．当初この目新しい病変の存在を信じる者は少なく，BP系薬剤の投与患者に顎骨壊死が起こるとは想定外であった．著者は，本疾患が過去に報告されていた「phossy jaw」と類似の病変であり，新発見ではなかったと述べているが，現在のBP系薬剤の投与患者数からすれば，その普遍性と発生頻度において比較すべきレベルを超えており，まさしく「21世紀の新疾患」と言えよう．

　国内においても2006年10月，BP系薬剤の「使用上の注意」が改訂され，2007年10月，日本口腔外科学会は全国研修施設のアンケート調査結果を報告し，翌2008年1月には本疾患への対応に関する注意喚起のため小冊子を監修し配布した．経口BP系薬剤の適応である骨粗鬆症の罹患者数は，国内において800～1,100万人とも報告されており，さらに強力な骨吸収抑制作用を示す新規のBP系薬剤も発売されている．しかし，昨今，臨床の現場では多少の混乱があり，BP系薬剤に関する基礎的知識に立脚した本疾患への対応について，処方医と治療医の間に共通の認識を確立することが極めて重要となっている．

　2007年に出版された原著は，BP系薬剤に起因する顎骨壊死の成因と病態を分子生物学，薬物動態力学などの幅広い知識に基づいて概説し，具体的な症例を治療指針と共に提示したものである．そこで，本疾患の診断・治療・予防にかかわる歯科医，口腔外科医，処方医をはじめとするすべての医療関係者が本疾患に対する認識と理解を共有することを願って，翻訳書の刊行を企図した．実際の翻訳作業では原著の記述を正確に訳出するよう努めたため，日本語としては些か堅苦しい表記も散見されるが，「BP系薬剤誘発顎骨壊死に関するエキスパートはいない」という著者の言葉を引用し，訳者を代表して許しを乞うものである．

　なお，ステージ分類や治療指針などはあくまでも著者の見解であり，米国口腔顎顔面外科学会の最新の Position Paper（2009年5月）とは多少異なるが，これまでの議論の原点は本書にあることを御理解いただきたい．

　　　　　監訳者を代表して　　木村　博人

日本口腔外科学会　翻訳監修

監訳者・訳者一覧

■監訳者

福田　仁一　　日本口腔外科学会　理事長
木村　博人　　日本口腔外科学会　常任理事

■訳　者（五十音順）

浦出　雅裕　　兵庫医科大学 歯科口腔外科学講座
香月　　武　　佐賀医科大学 名誉教授
木村　博人　　弘前大学大学院医学研究科 医科学専攻 歯科口腔外科学講座
栗田　賢一　　愛知学院大学歯学部 顎口腔外科学講座
島原　政司　　大阪医科大学 感覚器機能形態医学講座 口腔外科学教室
杉崎　正志　　東京慈恵会医科大学 歯科
瀬戸　皖一　　財団法人 脳神経疾患研究所附属口腔がん治療センター長
　　　　　　　顎顔面インプラント再建研究所長
千葉　博茂　　東京医科大学 口腔外科学講座
福田　仁一　　九州歯科大学 口腔顎顔面外科学講座 病態制御学分野

1 ビスフォスフォネート誘発顎骨壊死についての記述と歴史

栗田　賢一 訳

顎骨壊死とは何か

　ビスフォスフォネート誘発顎骨壊死とは，顎骨への放射線治療歴がなく，ビスフォスフォネート製剤が現在投与されているか，または過去に投与された患者において，下顎あるいは上顎の骨露出が8週間以上持続した状態を意味する．しかし，露出骨が実際に死んでいる（骨壊死）とは言っても，骨の死が本当にビスフォスフォネートの骨毒性による二次的な結果なのか，あるいは第4章で記載されているように大理石骨病によるものなのかということである．臨床的には，本疾患の歯槽骨露出は自然発生的に起こる場合もあるが（図1-1），抜歯（図1-2）や歯周外科，歯根端切除術および歯科インプラント埋入術などのような侵襲的外科処置に継発することも明らかである．本疾患は顎骨のみに発症し，現在まで他の骨での発症は報告されていない．骨壊死は初めに歯槽骨に発症し，基底骨や下顎枝に拡大する（図1-3, 1-4）．ときにはエックス線写真上，潜在性の初期徴候—特に臼歯部における歯槽硬線の硬化（図1-5），歯槽硬線の消失（図1-6），歯根膜腔の拡大（図1-7）—が観察される．

1 | ビスフォスフォネート誘発顎骨壊死についての記述と歴史

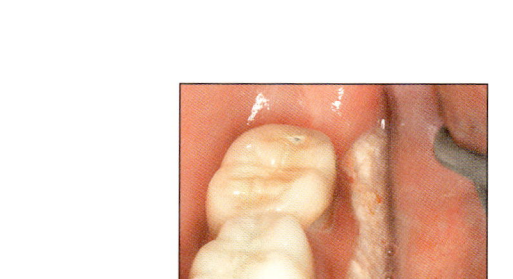

図1-1 ビスフォスフォネート誘発顎骨壊死では，下顎臼歯部舌側皮質骨の自然発生的骨露出がよくみられる．

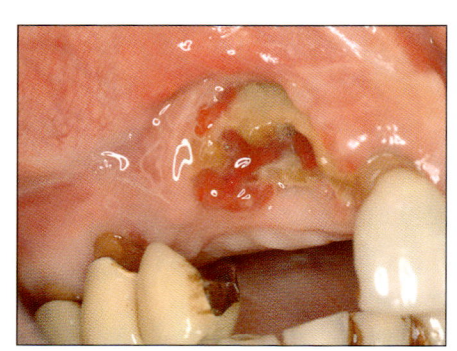

図1-2 上顎中切歯に隣接する側切歯の抜歯後に現れた治癒不良の骨露出．

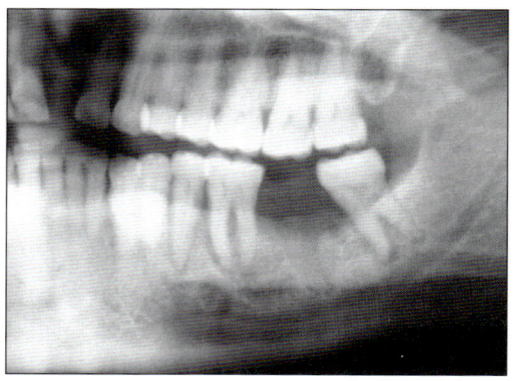

図1-3a 下顎第二大臼歯抜歯窩歯槽骨におけるエックス線写真上の骨硬化像．

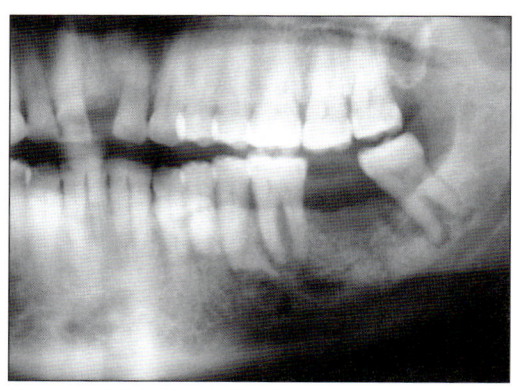

図1-3b ビスフォスフォネート誘発骨壊死が持続すると，通常は骨溶解が下顎下縁に拡大する．

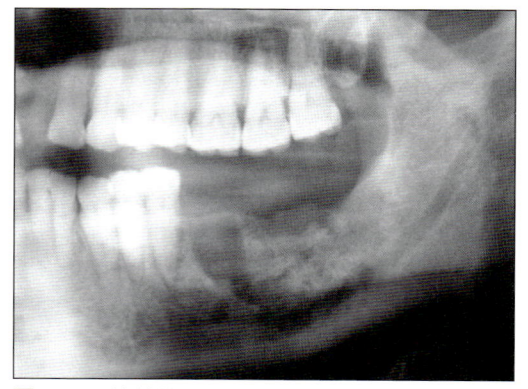

図1-3c 持続性ビスフォスフォネート誘発骨壊死．骨溶解と骨硬化がよりはっきりとしてくる．

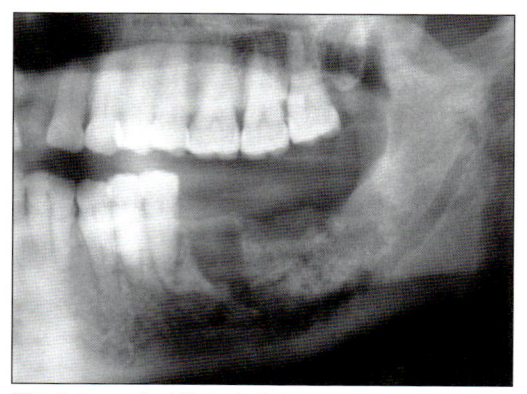

図1-3d 二次感染をともなったビスフォスフォネート誘発骨壊死がさらに持続すると，下顎下縁に拡大し病的骨折のリスクが増すようになる．

顎骨壊死とは何か

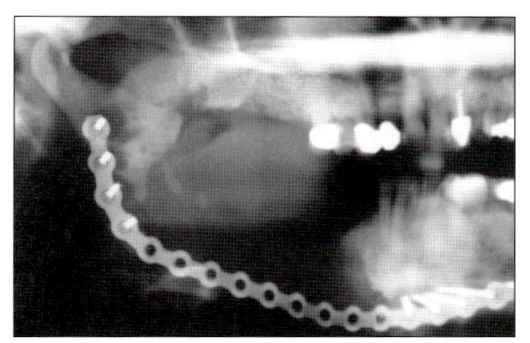

図1-4 下顎半側切除後においても，ビスフォスフォネート誘発骨壊死は下顎枝と下顎頭に残存している．

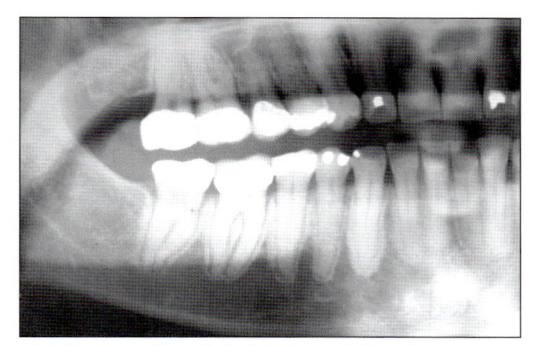

図1-5 骨露出の発症前に歯槽硬線の硬化が見られることがある．これは歯槽骨に対するビスフォスフォネート骨毒性の初期徴候である．

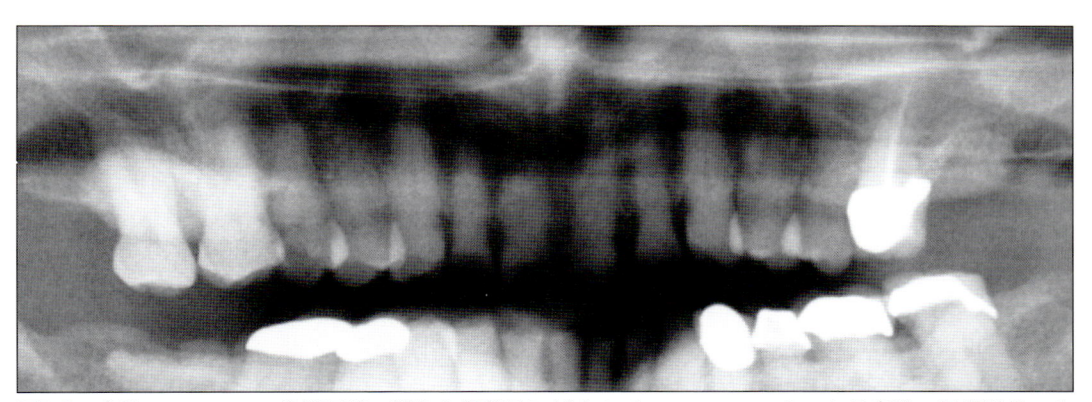

図1-6 症例によっては，歯槽硬線の消失も歯槽骨に対するビスフォスフォネート骨毒性の初期徴候である．

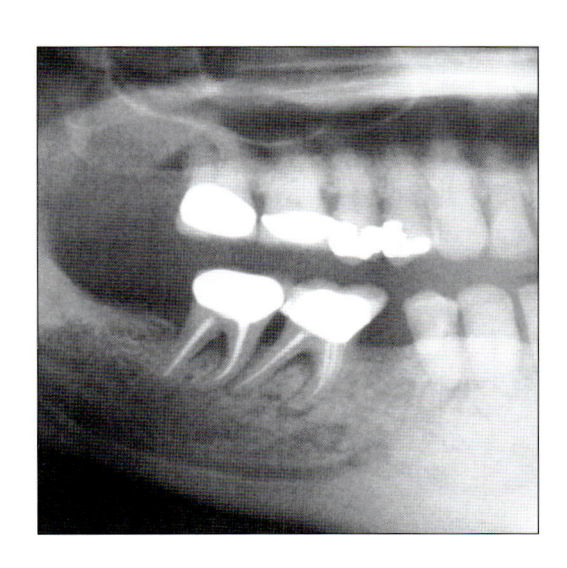

図1-7 歯根膜腔の拡大は，歯槽骨に対するビスフォスフォネート骨毒性の初期徴候あるいは明白な徴候で，重篤な骨溶解に関連することもある．

3

ビスフォスフォネート誘発顎骨壊死に関する初期の報告

　ビスフォスフォネート誘発顎骨壊死に関しては，2002年MarxとStern[1]により初めて記載された．その当時は，壊死組織除去術を行っても病状が悪化し，さらに露出骨の量が増大してしまうという不可解な所見の記載だけであった．その報告に記載された患者はすべて骨転移した悪性腫瘍の治療のためパミドロネート（アレディア，Novartis社）が投与されていた．医学的警告としてビスフォスフォネート製剤の副作用が最初に公表されたのは，2003年 Journal of Oral and Maxillofacial Surgery（JOMS）に掲載された著者ら[2]の報告である．その報告にはビスフォスフォネート静注薬（パミドロネートまたはゾレドロネート［ゾメタ，Novartis社］）の投与を受けた36例について記載されている．

　この医学的警告の発表に先立ち，このような骨壊死を起こす2種類のビスフォスフォネート静注薬（パミドロネートまたはゾレドロネート）を製造しているNovartis社の代表者は，これらの患者のうち2名を調査し，残り34名についても検討した．しかし，Novartis社の代表者はこれら患者の窮状について懸念を示したが，これら薬剤の臨床応用前の動物実験においても，また，臨床研究に登録された3,600名以上の患者においても骨壊死の証拠が認められなかったことから，骨壊死と本剤とが関連する可能性を否定した．Novartis社は骨露出の原因を36名の患者が受けていた化学療法と，その55％が受けていたデキサメタゾンであるとした．調査後にNovartis社代表の1人（Dr. Peter Terassoff, Novartis社医療指導者）は医学的警告に反駁し，Novartis社製ビスフォスフォネート静注薬とこれらの患者にみられた顎骨壊死の因果関係を強く否定する論文を発表した[3]．

　化学療法剤の毒性を骨壊死の原因とすることはある意味自然であり，好都合な理由であった．事実，Wangら[4]は，ビスフォスフォネート製剤に関する医学的警告を掲載したまさしくそのJOMSに，同様に化学療法が原因であるとする4例の下顎骨壊死症例を報告した．しかし，その4例にはいずれもアレディアが投与されていたので，後にWangらは誤りを認め，アレディアが骨露出の原因であるとする撤回書[5]を同誌に掲載した．2005年11月には注目すべき研究結果がJOMSに報告され[7]，2005年12月には Journal of the American Dental Association に3編の報告[8-10]が掲載されたにもかかわらず，つい最近2006年7月，Schwartz[6]はその因果関係を絶対的に示す証拠は依然不明であると主張するJOMS編集者宛書簡を掲載した．

　皮肉にも，ビスフォスフォネートと顎骨壊死との因果関係を示す強い証拠がNovartis社から米国食品医薬品局（FDA）へ市販申請のため提出された研究資料で明らかになった．この研究では骨転移患者の化学

療法単独群と，化学療法剤にステロイド剤とビスフォスフォネート静注薬（アレディアまたはゾメタ）を加えた群で比較されていた．さらに骨転移のない同様の悪性腫瘍患者には化学療法剤とステロイド剤が投与され，ビスフォスフォネート静注薬は投与されていなかった．結果は，興味あることに，ビスフォスフォネート静注薬投与を受けた患者にのみ骨露出が見られた．この研究は医科歯科領域の歴史上，最高レベルの二重盲検無作為化比較研究に達しているものであった．

　Novartis社による当初の研究における不備が，多大な疑惑のいちばん大きな原因である．Novartis社の動物実験では骨壊死を認めなかったが，その理由は，動物の骨が化学的および物理的損傷に対し非常に強い抵抗性を示すからである．過去40年にわたって，口腔顎顔面外科専門医は，歴史的な強敵である放射線性骨壊死について信頼性のある動物モデルの作成を追求してきた．しかし，いくつかの試みにもかかわらず，いまだに骨露出を生じさせることもできない．照射線量が増えると実験動物の致死限界量を超えるからである．Novartis社のヒト臨床試験で，彼らは3,600名以上の患者のうち一人も骨露出を認めなかったと主張していたが，これは誤りであった．真実は，Novartis社は口腔内露出骨を観察項目に入れていなかったのである．ビスフォスフォネート静注薬投与前後の口腔内診査は実施されていなかったし，歯科医もしくは口腔顎顔面外科医は研究チームのなかに採用もされていなかった．こうした事実は，2005年9月，ボストンでの第87回米国口腔顎顔面外科学会年次大会のビスフォスフォネート製剤と顎骨壊死との特別シンポジウムにおいて明らかとなった[11]．このシンポジウムで，前Novartis社研究員，現ハーバード大学ダナファーバーがん研究所外科講師であり腫瘍医学者のNoopur Raje医師は，6名の患者が口腔内骨露出を訴えていたが，プロトコール上このような不利な事象は想定外とされていたため，その訴えがすぐには追跡調査されなかったと報告した．また，後日この研究の他の患者も骨露出を起こし，研究チーム以外の口腔顎顔面外科医を受診したが，この研究のデータとして扱われなかったことが知られている．

　化学療法剤とステロイド剤のほうがビスフォスフォネート製剤より顎骨壊死の原因になりやすいとする主張に対して，さらに反論する根拠としては，骨粗鬆症に対してアレンドロネート（フォサマック，Merck社）や，数は少ないがリセドロネート（アクトネル，Merck社）のビスフォスフォネート経口薬を投与している患者にも顎骨壊死が増えている事実が挙げられる．こうした患者はがん患者ではなく，いかなる化学療法剤やステロイド剤の投与も受けていない．症例はまだ非公開であるが，ビスフォスフォネート製剤は確かにこの種の顎骨壊死の原因になっている．

　信用に応えてNovartis社は，2003年12月と2004年4月に，一般歯科医，口腔顎顔面外科医，歯科および医科の腫瘍専門医，

1 | ビスフォスフォネート誘発顎骨壊死についての記述と歴史

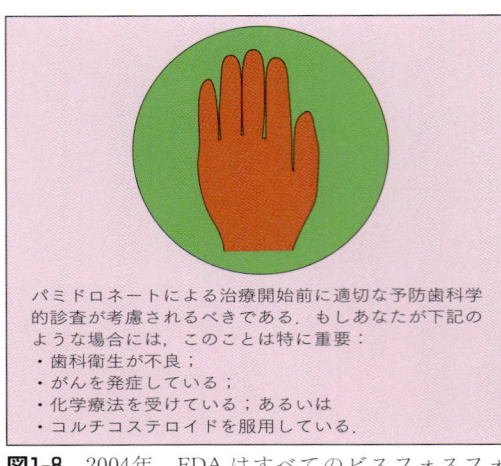

図1-8 2004年，FDAはすべてのビスフォスフォネート静注薬に副作用文書の添付を義務づけた．

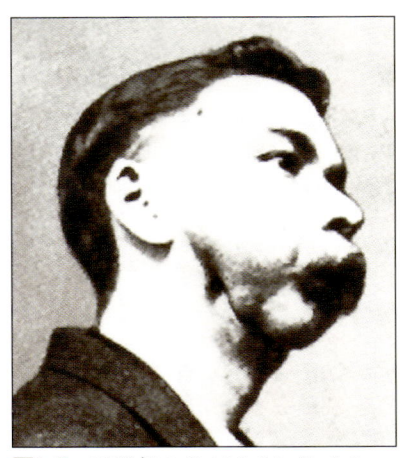

図1-9 1899年の *British Medical Journal* に掲載された論文[14]は，白リンに曝された労働者に認められた顎骨の骨露出と骨壊死の所見を報告した．この病状は *phossy jaw*（リン顎）と名づけられた．

歯科衛生士らを招いて症例の病歴を再検討し，予防と処置のプロトコールを提案した．これらの会議により，顎骨壊死とアレディアおよびゾメタなどの薬剤との間には関連性があるというFDAの認識が明白なものになった．FDAはただちにこれらの薬剤に対しいわゆる「ブラックボックス警告文書」を添付するようになり，なしうる最高度の警告を発した（図1-8）．以後，これに加えて顎骨壊死が臨床医や薬剤師向けの薬物使用注意書に追加されるようになった．これらの会議からも明らかになった議論と勧告内容は白書として，*Journal of Oncology Practice*[12] に発表された．残念なことに，この文書は因果関係を容認するまでには至らず，大部分の勧告は特異性に欠け，いかなるデータにも裏づけされたものではなかった．

ビスフォスフォネート誘発顎骨壊死の最初の記載はMarxとStern[1]によるが，同様の疾患は *phossy jaw*（リン顎）の名称で100年以上前から1つの職業的産業病として知られていた[13]．米国や英国では，リン坑夫やマッチ工場労働者の口腔内だけに，難治性骨露出が就業期間に比例して発症することが報告されていた（図1-9）[14, 15]．おそらくこれは，空気中のリンに日常的に曝露されることによりビスフォスフォネート化合物が顎骨に集積することとなり，最後には現在のビスフォスフォネート製剤の投与を受けたのと同様の臨床病態となったものであろう[13, 16-18]．

参考文献

1. Marx RE, Stern DS. Biopsy principles and techniques. Oral and Maxillofacial Pathology: A Rationale for Diagnosis and Treatment. Chicago: Quintessence, 2002:36–38.
2. Marx RE. Pamidronate (Aredia) and zoledronate (Zometa) induced avascular necrosis of the jaws: A growing epidemic. J Oral Maxillofac Surg 2003;61:1115–1157.
3. Tarassoff P, Csermak K. Avascular necrosis of the jaws: Risk factors in metastatic cancer patients. J Oral Maxillofac Surg 2003;61:1238–1239.
4. Wang J, Goodger NM, Pogrel MA. Osteonecrosis of the jaws associated with cancer chemotherapy. J Oral Maxillofac Surg 2003;61:1104–1107.
5. Wang J, Goodger NM, Pogrel MA. Osteonecrosis of the jaws associated with cancer chemotherapy. J Oral Maxillofac Surg 2004;62:91.
6. Schwartz HC. Osteonecrosis: The need for an evidence-based approach [letter to the editor]. J Oral Maxillofac Surg 2006;64:1177.
7. Marx RE, Sawatari Y, Fortin M, Broumand V. Bisphosphonate-induced exposed bone (osteonecrosis/osteopetrosis) of the jaws. Risk factors, recognition, prevention, and treatment. J Oral Maxillofac Surg 2005;63:1567–1575.
8. Migliorati CA, Casiglia J, Epstein J, Jacobsen PL, Siegel MA, Woo SB. Managing the care of patients with bisphosphonate-associated osteonecrosis. An American Academy of Oral Medicine position paper. J Am Dent Assoc 2005;136:1658–1668.
9. Markiewicz MR, Margarone JE III, Campbell JH, Aguirre A. Bisphosphonate-associated osteonecrosis of the jaws: A review of current knowledge. J Am Dent Assoc 2005;136:1669–1674.
10. Melo MD, Obeid G. Osteonecrosis of the jaws in patients with a history of receiving bisphosphonate therapy: Strategies for prevention and early recognition. J Am Dent Assoc 2005;136:1675–1681.
11. Noopur R. Symposium on bisphosphonate induced bone necrosis. Session 98 SM-10. American Association of Oral and Maxillofacial Surgeons, Boston, MA, Sept 21-28, 2005.
12. Ruggiero S, Gralow J, Marx RE, et al. Practical guidelines for the prevention, diagnosis and treatment of osteonecrosis of the jaw in patients with cancer. J Oncol Pract 2005;2:7.
13. Hellstein JW, Marek CL. Bisphosphonate osteochemonecrosis (bis-phossy jaw): Is this phossy jaw of the 21st century? J Oral Maxillofac Surg 2005;63:682–689.
14. Dearden WF. Fragilitas ossium amongst workers in Lucifer match factories. Brit Med J 1899;2:270.
15. Dearden WF. The causation of phosphorus necrosis. Br Med J 1901;2:408.
16. Editor's Note. Phosphorus necrosis under control. Br Dent J 1944;76:343.
17. Miles AE. Phosphorus necrosis of the jaw: "Phossy jaw." Br Dent J 1972;133:203–206.
18. Hamilton A, Hardy HL. Industrial Toxicology, ed 2. New York: Paul B. Hoeber, 1949:138–149.

2 ビスフォスフォネート系薬剤の作用機序と薬物動態

木村　博人 訳

作用機序

　ビスフォスフォネートは，過去に「ジフォスフォネート」と称されていたが，用語の変化のため時として混乱をまねいてきた．ビスフォスフォネートはピロリン酸塩化合物と関連があり，歯磨剤中の歯石除去剤として，あるいはテクネシウム99mメチレンジフォスフォネート(Tc 99m MDP)骨スキャンにおける骨特異性放射性核種として用いられてきた．活発な骨代謝回転部位に対する親和性は，成長板，腫瘍部位，骨移植片や正常上下顎骨への取り込みが増加することから明らかである(図2-1, 2-2)．ピロリン酸塩は加水分解により容易に分解され，排出される．しかし，分子構造骨格の酸素を炭素に置換することにより，ビスフォスフォネートは加水分解に対して完全に抵抗性を有し，骨基質に蓄積し半減期が劇的に延長する(図2-3)[1]．さらに，ビスフォスフォネート骨格炭素の側鎖を窒素含有側鎖に変換することで，その効力とおそらく毒性が増大する(表2-1)．これまで，窒素含有ビスフォスフォネート製剤のみが顎骨壊死を引き起こすことがわかっている．

　表2-2は現在流通しているビスフォスフォネート製剤の一覧で，主な適応症，推奨用量，投与経路ならびに相対的効力を示したものである．ダイドロネル(エチドロネート)は，1980年代に初めて発売された抗ミネラル化作用の効力を有するビスフォスフォネート製剤であり，骨損傷の結果生じた肥厚性石灰化の治療やPaget病での過度な骨生成の抑制などに用いられた．ダイドロネルは窒素非含有ビスフォスフォネート経口薬であり，グループのなかでもっとも効力が弱い．スケリッド(チルドロネート)はPaget病に適応が限定されているた

2 | ビスフォスフォネート系薬剤の作用機序と薬物動態

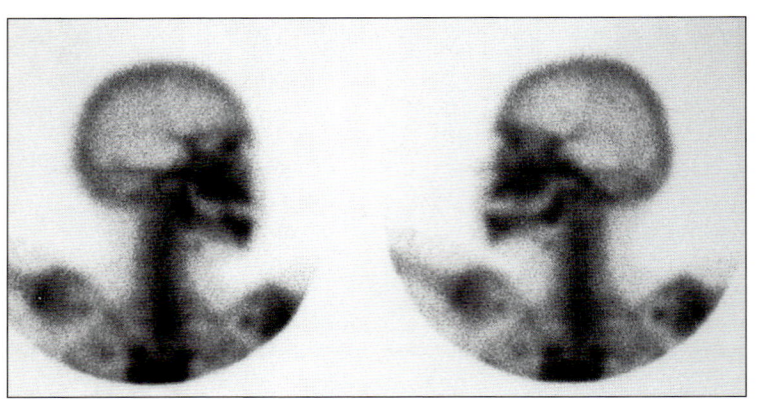

図2-1(上) Tc 99 m ジフォスフォネート（ピロリン酸塩）骨スキャンにより，下顎骨と上顎骨における通常の骨代謝回転速度は他部位の骨よりも高いことがわかる．

図2-2(右) 多骨性線維性異形成症に罹患している小児患者の Tc 99 m ジフォスフォネート骨スキャン．ビスフォスフォネート同様，ジフォスフォネートは活動的な骨の部位（たとえば，線維性異形成の部位）や成長板に，より高度に取り込まれている．

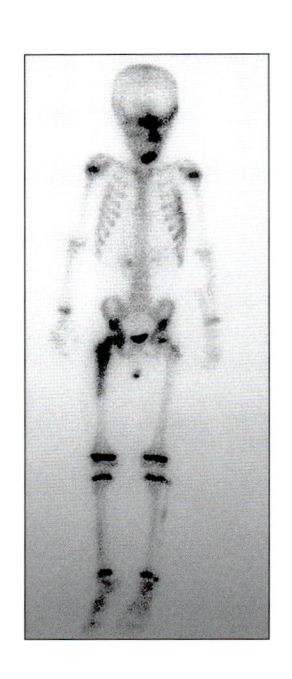

図2-3a ピロリン酸塩骨格において炭素原子に化学的置換するため，ビスフォスフォネートは加水分解されず排出されなくなる．

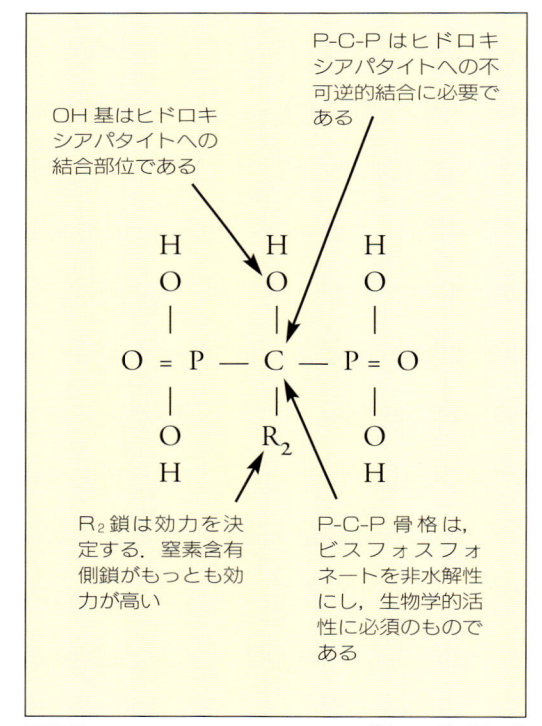

図2-3b ビスフォスフォネートに関する基礎化学により，その骨親和性，長い半減期，効力などが説明される．

作用機序

表2-1 すべてのビスフォスフォネート製剤におけるR₂基，構造，相対的効力

ビスフォスフォネート (商標名)	R₂基	全構造	相対的効力
エチドロネート（ダイドロネル）	短鎖アルキル基		1
チルドロネート（スケリッド）	環状クロロ基		50
アレンドロネート（フォサマック）	アミノ末端		1,000
リセドロネート（アクトネル）	環状ニトロ基		1,000
イバンドロネート（ボニバ）	長鎖ニトロ基		1,000
パミドロネート（アレディア）	アミノ末端		1,000-5,000
ゾレドロネート（ゾメタ）	環状ニトロ基		10,000+

め，ダイドロネルに比べ処方量が少ないが，これもまた窒素非含有ビスフォスフォネート製剤である．フォサマック（アレンドロネート）は窒素含有ビスフォスフォネート経口薬であり，骨粗鬆症や骨減少症の治療にもっとも広く使用されており，2003年だけでも1,700万枚の処方箋が発行されている．フォサマックの骨内半減期は10年以上である．アクトネル（リセドロネート）はもう1つの窒素含有ビスフォスフォネート経口薬であり，骨粗鬆症や骨減少症の治療において2番目に多く処方されている薬剤で，2003年には600万枚の処方箋が発行さ

れている．フォサマック同様，骨内半減期は10年以上である．ボニバ（イバンドロネート）は新しく市販された薬剤である．他のビスフォスフォネート製剤とは異なり，骨粗鬆症の治療に月1回150 mgの服用も可能であるが，連日2.5 mgの服用もいまだに推奨されている．これもまた，窒素含有ビスフォスフォネート経口薬であり，骨内半減期は10年以上である．アレディア（パミドロネート）は1990年代初頭に発売された最初のビスフォスフォネート静注薬であり，多発性骨髄腫，乳がん転移，膀胱がん転移などの患者においてがんに関連する骨

表2-2 現在流通しているすべてのビスフォスフォネート製剤に関する主な適応症と投与法の情報

ビスフォスフォネート （商標名，会社名）	主な適応症	窒素含有	用量	経路	相対的効力
エチドロネート（ダイドロネル，Procter and Gamble 社）	Paget 病	無	300-750 mg／日 6 か月間	経口	1
チルドロネート（スケリッド，Sanofi-aventis 社）	Paget 病	無	400 mg／日 3 か月間	経口	50
アレンドロネート（フォサマック，Merck 社）	骨粗鬆症	有	10 mg／日； 70 mg／週	経口	1,000
リセドロネート（アクトネル，Procter and Gamble 社）	骨粗鬆症	有	5 mg／日； 35 mg／週	経口	1,000
イバンドロネート（ボニバ，Roche 社）	骨粗鬆症	有	2.5 mg／日； 150 mg／月	経口	1,000
パミドロネート（アレディア，Novartis 社）	骨転移	有	90 mg／3 週間	静注	1,000-5,000
ゾレドロネート（ゾメタ，Novartis 社）	骨転移	有	4 mg／3 週間	静注	10,000＋

吸収の抑制，あるいは悪性腫瘍による高カルシウム血症の改善に用いられる[2]．アレディアも窒素含有ビスフォスフォネート製剤の1つで，通常，腫瘍内科外来において3～4週間ごとに90 mgを15分間かけて静脈内投与される[2]．ゾメタ（ゾレドロネート）はより効力の高い窒素含有ビスフォスフォネート静注薬であり，通常，3～4週間ごとに同等の効力である4 mgを15分間かけて静脈内投与される[3,4]．ゾメタ4 mgとアレディア90 mgは，それぞれダイドロネルに比べて10,000倍の効力をもつと評価されている[5]．両者とも骨内半減期は10年以上とされるが，おそらく生涯にわたるものと思われる．

すべてのビスフォスフォネート製剤の基本的な生物学的作用は，骨吸収を抑制することにより骨代謝回転や骨新生を抑制することであり，当然，血清中のカルシウム濃度を減少させることになる．このような破骨細胞または骨吸収に対する抑制作用は，破骨細胞の抑制ならびに／または不可逆的細胞死によるものである．いったんアレディアやゾメタが静脈内投与されるか，または低毒性のビスフォスフォネート経口薬が投与されると，ビスフォスフォネートは速やかにすべての骨表面上のミネラル結晶に沈着する．また，反復投与によりビスフォスフォネートは骨基質に集積する（図2-4）．正常な骨リモデリングの過程において破骨細胞は骨を吸収し，イソプレノイド二リン酸脂質の類似物質であるビスフォスフォネートを取り込む．これらイソプレノイド二リン酸脂質は，グアノシン三リン酸

作用機序

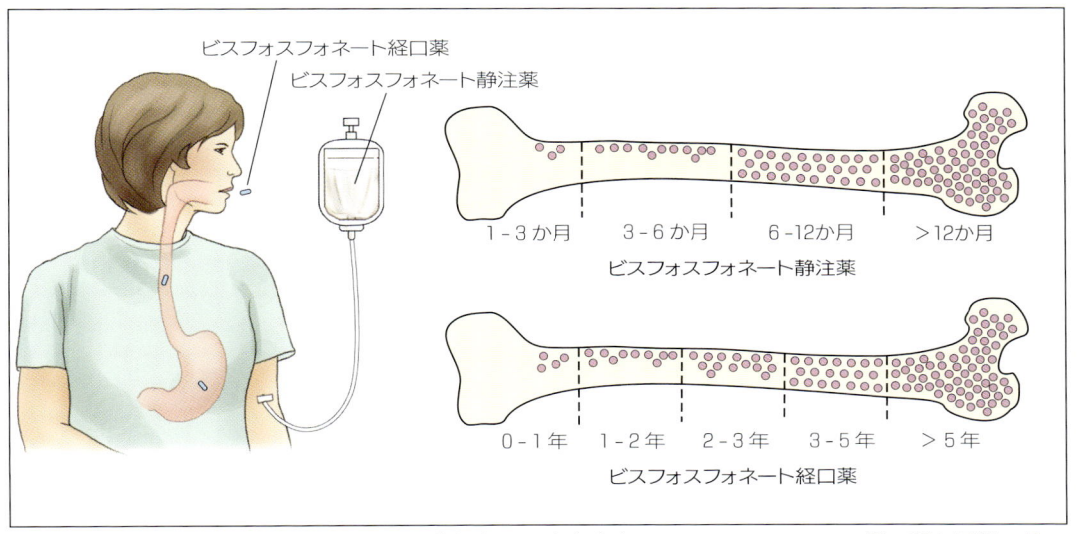

図2-4 ビスフォスフォネート静注薬の反復投与も，窒素含有ビスフォスフォネート経口薬と同様に骨に蓄積していくが，有毒量の蓄積は前者が後者よりも早い．

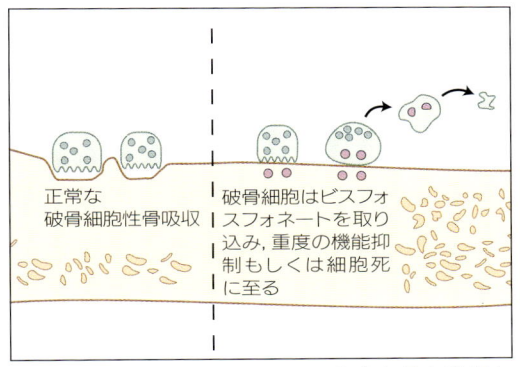

図2-5a ビスフォスフォネートを含む骨を吸収した破骨細胞は，ビスフォスフォネートを取り込むため細胞死（アポトーシス）に至る．

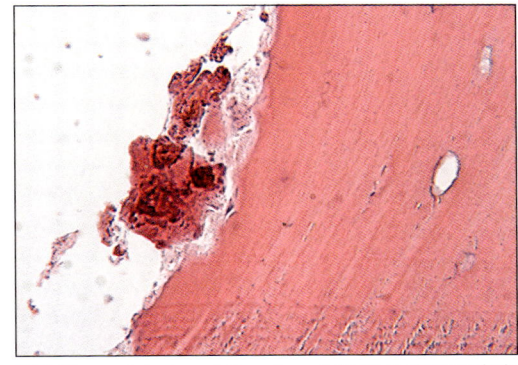

図2-5b ビスフォスフォネート誘発骨壊死の患者における，退縮し瀕死の破骨細胞の顕微鏡写真（原倍率×40；ヘマトキシリン－エオジン染色）．

(GTPase)酵素のファルネシル化やゲラニルゲラニル化に必須であり，破骨細胞のアポトーシス（細胞死）を抑制している[6]．この生合成経路はメバロン酸分岐経路として知られている．顕微鏡的には，吸収部位であるハウシップ窩における破骨細胞は正常の波状縁を失い，骨表面から後退し死に至るのが観察される（図2-5）．骨吸収が起こらず，それに付随する骨形成タンパク質（BMP）やインスリン様成長因子1と2（ILG$_1$とILG$_2$）のような骨誘導タンパク質の放出がなくなれば，古い骨は除去されず

13

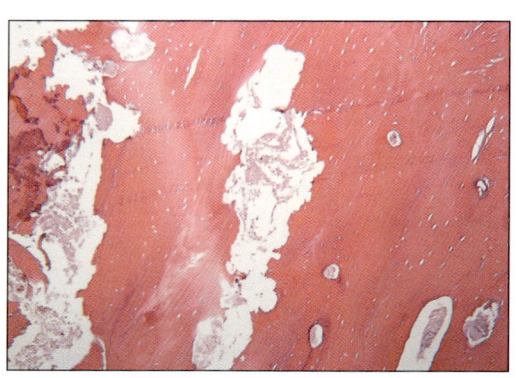

図2-6a ビスフォスフォネート誘発骨壊死の患者における壊死骨の顕微鏡写真．破骨細胞の死後，空疎な溶骨性小窩やハウシップ窩などが「ゴーストタウン」のように取り残されている点に注目（原倍率×10；ヘマトキシリン－エオジン染色）．

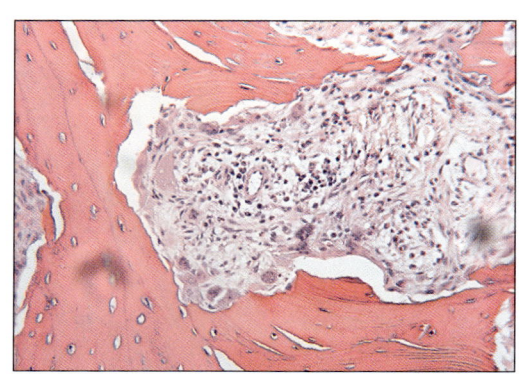

図2-6b 正常なリモデリングにある骨の顕微鏡写真．破骨細胞による吸収と間葉系幹細胞の骨芽細胞への分化が新生類骨を形成している．ここに示された領域は bone metabolic unit（骨代謝単位，BMU）として知られている（原倍率×10；ヘマトキシリン－エオジン染色）．

新生類骨は形成されなくなる．したがって，古い骨は定められた寿命をはるかに超えて残存することになる．骨細胞は不死ではないため結局は死に至り，後には死んだ骨が取り残される．骨細胞の機能は新生骨の形成（これは骨芽細胞の機能）ではなく，むしろ既存骨のミネラル基質を維持するメカノレセプターとしてのはたらきである．そのため，骨細胞が正常な骨リモデリングの定め以上に生存すると，骨に過剰なミネラル基質が添加されることになる（図2-6）．ビスフォスフォネートの毒性に関連するこのような過ミネラル化は，歯槽硬線の硬化として観察され，歯槽骨の広範な骨硬化症が継発する．骨粗鬆症の治療におけるビスフォスフォネート経口薬の使用では，これと同様の生物学的効果が求められており，骨密度（BMD）を計測する二重エネルギーエックス線吸収測定法（DEXA）により評価される．骨粗鬆症や骨減少症の治療では，BMDの基準値に対する変化が薬効の標準的評価尺度となる．このような骨の過ミネラル化は，破骨細胞の遺伝子欠損や機能異常による大理石骨病で劇的に現れる[7,8]（第4章参照）．2003年，Whyteら[9]により驚くべき報告が New England Journal of Medicine に掲載された．それは，7歳半の子どもに体重当たり0.37 mg/kgの用量でパミドロネートを連続投与したところ，大理石骨病が発症したというもので，この子どもは骨格全体の過ミネラル化を発症し，脆弱な骨質のため骨折を引き起こした．

薬物動態

ビスフォスフォネート誘発骨壊死の臨床的問題は，骨基質への累積的蓄積によるも

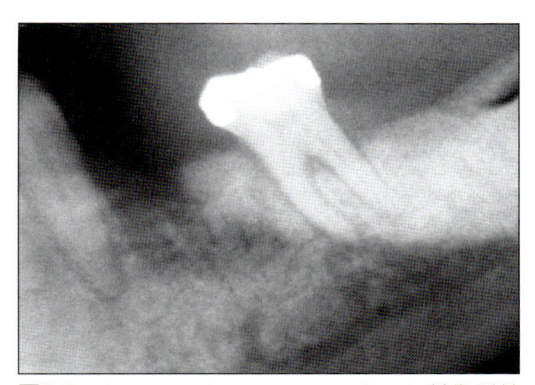

図2-7 すべてのビスフォスフォネート誘発顎骨壊死症例において，初発部位は歯槽突起である．

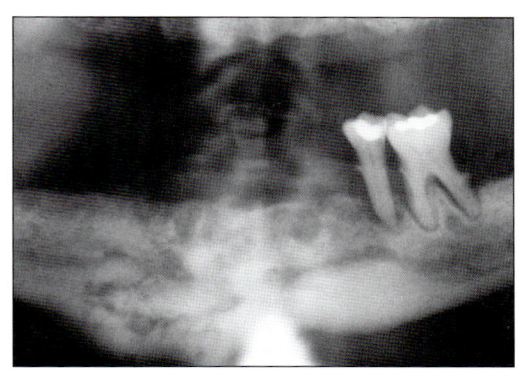

図2-8 骨壊死の典型的パターン：歯槽骨がいちばん先に罹患し，それから下顎骨下縁あるいは上顎骨の深部へと広がる．

のである．ビスフォスフォネート経口薬は小腸で吸収されるが，吸収率は悪くたかだか1〜10％が骨に利用されるだけである．もしビスフォスフォネート製剤が食物と一緒に摂取されると，吸収はさらに減少する（通常，ビスフォスフォネート経口薬の処方では，患者に対し食前2時間での服用を指示する）．経口もしくは静注ビスフォスフォネート製剤の循環血流内半減期は，わずか0.5時間弱から最大2時間までであるが，これはビスフォスフォネートが急速に骨基質に取り込まれることを示しており，静脈内投与量または吸収量（経口投与の場合）の30〜70％が骨に蓄積し，残りは未変化のまま尿中に排泄される．

　反復投与されたビスフォスフォネート製剤は骨基質に蓄積するが，骨代謝回転サイクルの一部である破骨細胞を介した吸収によってのみ除去される．ビスフォスフォネート製剤が破骨細胞に毒性があり骨の代謝回転を妨げるということは，生物学的ジレンマ（Catch-22：どっちみち失う）の完璧な一例である．ビスフォスフォネートの破骨細胞毒性作用は投与ごとに増大するため，ビスフォスフォネートの骨，特に顎骨への蓄積を安全に除去することはできない．したがって，ビスフォスフォネートの骨毒性は用量依存性ならびに時間依存性である．

なぜ顎骨にだけなのか？

　この質問に答えるためには，顎骨のどの部分が初めに露出するかを慎重に観察することが必要となるが，それは歯槽突起である（図2-7, 2-8）．Dixonら[10]は身体各部位における骨リモデリング速度を報告しており，そのなかで歯槽頂部は脛骨の10倍，下顎管付近の下顎骨の5倍，下顎下縁部の下顎骨の3.5倍としている．その結果，上下顎歯

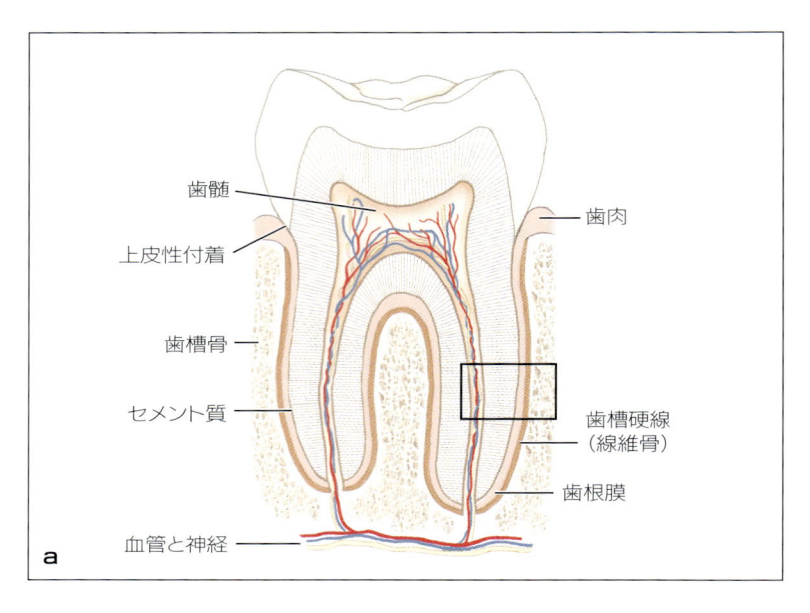

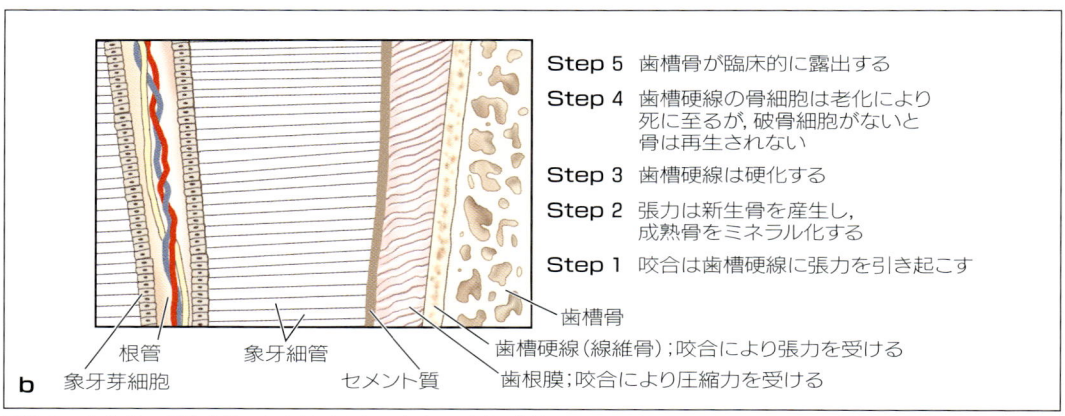

2 | ビスフォスフォネート系薬剤の作用機序と薬物動態

図中ラベル（a）:
- 歯髄
- 上皮性付着
- 歯肉
- 歯槽骨
- セメント質
- 歯槽硬線（線維骨）
- 歯根膜
- 血管と神経

図中ラベル（b）:
- Step 5　歯槽骨が臨床的に露出する
- Step 4　歯槽硬線の骨細胞は老化により死に至るが，破骨細胞がないと骨は再生されない
- Step 3　歯槽硬線は硬化する
- Step 2　張力は新生骨を産生し，成熟骨をミネラル化する
- Step 1　咬合は歯槽硬線に張力を引き起こす
- 根管
- 象牙芽細胞
- 象牙細管
- セメント質
- 歯槽骨
- 歯槽硬線（線維骨）；咬合により張力を受ける
- 歯根膜；咬合により圧縮力を受ける

図2-9　(a)歯の解剖図．(b)拡大図．咬合が歯根膜線維に張力と圧縮力を引き起こす；歯槽硬線が反応性にリモデリングを起こすため，この領域は破骨細胞に影響する薬剤（たとえば，ビスフォスフォネート製剤）に対してより傷つきやすくなる．

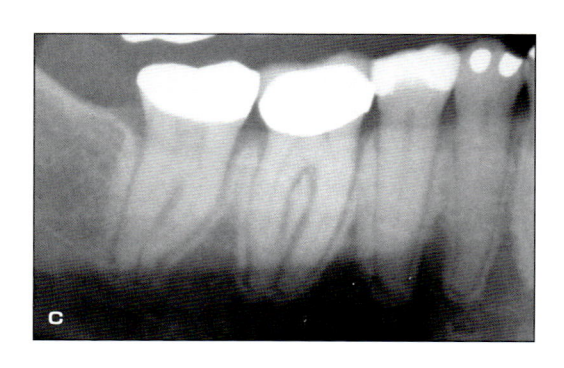

図2-9c　骨粗鬆症の治療のため，ビスフォスフォネート経口薬を4年間服用していた患者のエックス線写真における歯槽硬線の硬化像．

16

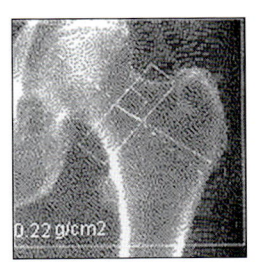

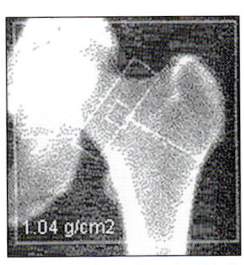

図2-10 骨粗鬆症患者の股関節（左）と非骨粗鬆症患者の股関節（右）のエックス線写真の比較．後者での骨密度の増加に注目（Susan Ott 医師のご厚意による［http://courses.washington.edu/bonephys］）．

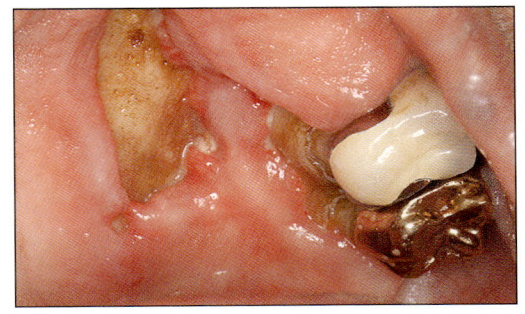

図2-11 骨露出は上顎大臼歯歯根周囲から始まり口蓋部へ波及している．

槽骨はビスフォスフォネートをより多く取り込み，たやすく高濃度に蓄積する．一方，この研究は，成人における他部位の骨に比べて，歯槽骨が破骨細胞性骨吸収・リモデリングや骨再生により大きく依存していることも示している．この知見は，歯の矯正移動時の骨スキャン診断では，放射性核種 Tc 99 m MDP がより高度に歯槽骨に取り込まれるという所見とも一致する．正常な咬合圧は根尖や分岐部に達するが，歯根膜を介して歯槽硬線に圧が作用する（図2-9a, 2-9b）．この圧に対応して歯槽硬線がリモデリングすることは正常な反応である．しかし，患者が十分量のビスフォスフォネートを吸収し，蓄積しているとすれば，歯槽硬線はリモデリングせずミネラル過剰となる（図2-9c）．同じようなタイプの BMD の局所的上昇が，骨粗鬆症治療におけるビスフォスフォネート製剤服用時にも観察される．このことから，歯槽硬線に認められる骨硬化の増大と歯根膜腔の拡大が説明される（図2-9c 参照）．もし，リモデリングの必要性が継続してビスフォスフォネートがより多く骨に蓄積する場合，あるいは，抜歯処置のような外傷が起こった場合には，歯槽骨は破骨細胞性骨吸収とその後の骨新生が行われず，壊死に至る．その後，被覆粘膜は骨からの血流が遮断され，臨床的に観察されるような骨露出へとつながる（図2-11）．

しかしながら，ビスフォスフォネート製剤誘発顎骨壊死は，歯槽部のみならず骨隆起部にも認められ（図2-12），さらには，部分的または完全な無歯顎患者にも認められる（図2-13）．骨隆起の組成は緻密で細胞数や血管数が少なく，代謝回転速度が高い皮質骨であり，薄い粘膜に覆われている．正常な骨代謝回転が少しでも減少すると，壊

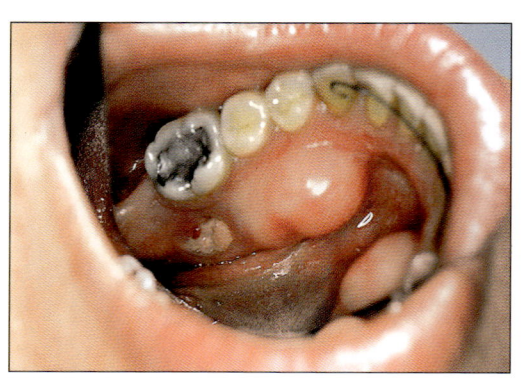

2 | ビスフォスフォネート系薬剤の作用機序と薬物動態

図2-12 高い骨代謝回転速度と薄い被覆粘膜のため，骨隆起はビスフォスフォネート製剤誘発骨壊死の好発部位として知られている．

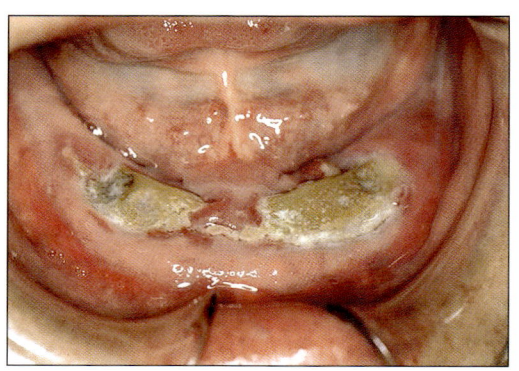

図2-13a 義歯による咬合圧が歯槽骨頂のリモデリングを引き起こすため，義歯装着領域にもビスフォスフォネート製剤誘発骨壊死は発症する．

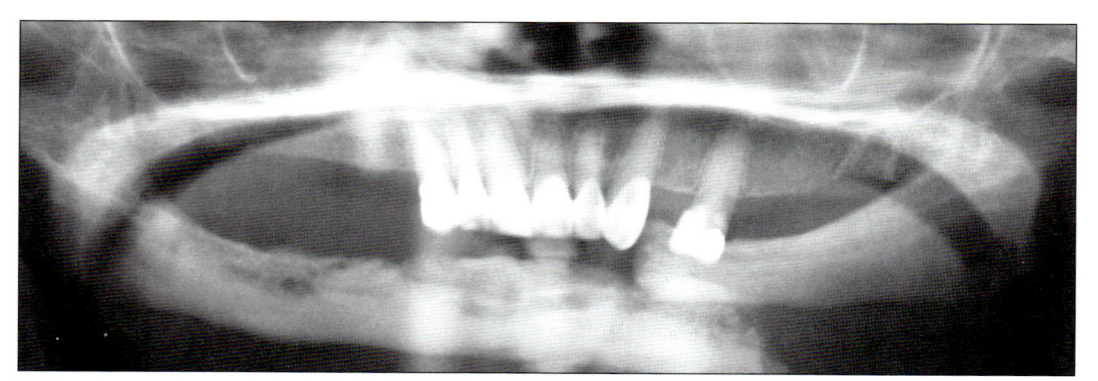

図2-13b 無歯顎領域のビスフォスフォネート製剤誘発骨壊死が進展し，病的骨折を引き起こしている．下顎枝に骨硬化が認められず，歯槽骨に骨硬化が認められることにも注目．

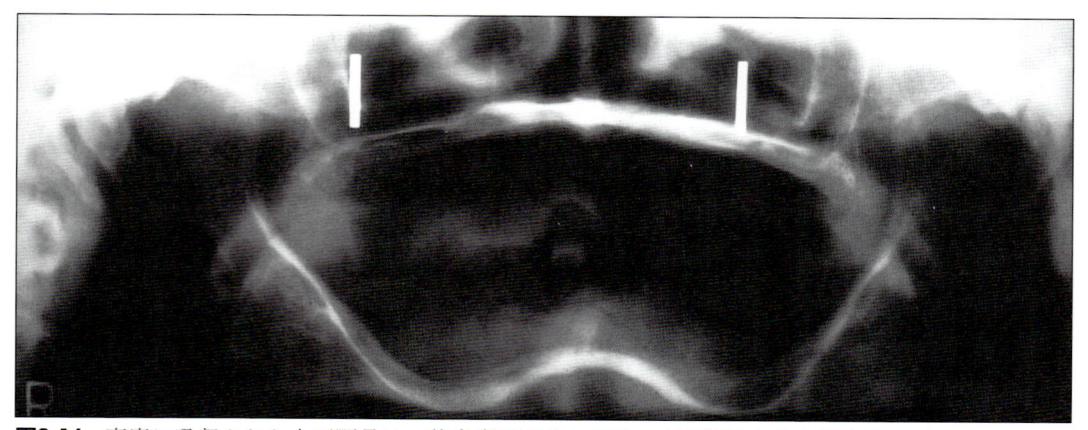

図2-14 高度に吸収された上下顎骨は，義歯床下でリモデリングが活発となり骨喪失に至ったことを示すものであり，無歯顎領域であってもビスフォスフォネートに対しては脆弱であることを示している．

死が起こり粘膜の破壊に至る．無歯顎患者では，単なる義歯装着や無歯顎歯槽堤での咀嚼でさえも高頻度に歯槽骨の吸収とリモデリングが起こる．歯科医は以前よりこの過程については理解しており，経年的に歯槽骨高径が漸減していく様子を日常的に目の当たりにし，さらに低くなった歯槽堤に義歯を再製作してきた（図2-14）．骨代謝回転／骨再生速度が同様に増大すれば，無歯顎歯槽堤でもビスフォスフォネート誘発骨壊死が発生することになる．

参考文献

1. Glowacki J. Bisphosphonates and bone. Ortho J at Harvard Med School 2005;7:64.
2. Novartis AG. Aredia: Pamidronate disodium for injection, for intravenous infusion. Product Information Sheet, Novartis AG, 2004:1.
3. Novartis AG. Zometa: Zoledronic acid injection. Product Information Sheet, Novartis AG, 2004:1.
4. Chern B, Joseph D, Joshua D, et al. Bisphosphonate infusions: Patient preference, safety and clinic use. Support Care Cancer 2004;12:463–466.
5. O'Connell MB, Elliot ME. Osteoporosis and Osteomalacia Pharmotherapy, ed 5. New York: McGraw Hill, 2002.
6. Luckman SP, Hughes DE, Coxon FP, Graham R, Russell RG, Rogers MJ. Nitrogen-containing bisphosphonates inhibit the mevalonate pathway and prevent post-translational prenylation of GTP-binding proteins, including Ras. J Bone Miner Res 1998;13:581–589.
7. Marx RE, Stern DS. Oral and Maxillofacial Pathology: A Rationale for Diagnosis and Treatment. Chicago: Quintessence, 2002.
8. Gorlin RJ, Cohen MM, Levin LS. Syndrome of the head and neck. Oxford Monographs on Medical Genetics, No. 18. New York: Oxford Univ Press, 1990:232–234.
9. Whyte MP, Wenkert D, Clements KL, McAlister WH, Mumm S. Bisphosphonate-induced osteopetrosis. N Engl J Med 2003;349:457–463.
10. Dixon RB, Tricker ND, Garetto LP. Bone turnover in elderly canine mandible and tibia [abstract 2579]. J Dent Res 1997;76:336.

3 ビスフォスフォネート製剤の医学的適応

浦出　雅裕 訳

　ビスフォスフォネート静注薬であるアレディア(パミドロネート)とゾメタ(ゾレドロネート)は，種々の悪性腫瘍の骨転移病変からの骨溶解を安定化させたり[1,2]，悪性腫瘍にともなう高カルシウム血症を軽減させるための治療[3]に対して，米国食品医薬品局(FDA)によって認可されてきた．ビスフォスフォネート経口薬であるダイドロネル(エチドロネート)やスケリッド(チルドロネート)は，活動型骨Paget病[4]に対する治療選択の1つであり，フォサマック(アレンドロネート)，アクトネル(リセドロネート)，ボニバ(イバンドロネート)は骨減少症や骨粗鬆症の治療にもっとも広く用いられてきた経口薬である[5]．

　アレディアの適応外使用(たとえば，FDAによって特に認可されていない使用)や特別な例外的使用は，重症の骨形成不全症[6]，線維性異形成症[7]，若年性骨粗鬆症[8]，Gaucher病[8]，ステロイド性骨粗鬆症に罹患した小児に対して報告されてきた．加えて，多くの腫瘍専門医は，骨転移が疑われる症例に予防的あるいは治療的にアレディアかゾメタを投与してきた．ビスフォスフォネート経口薬は，閉経後の女性の歯槽骨減少を予防するためにも適応外使用されてきた[9]．

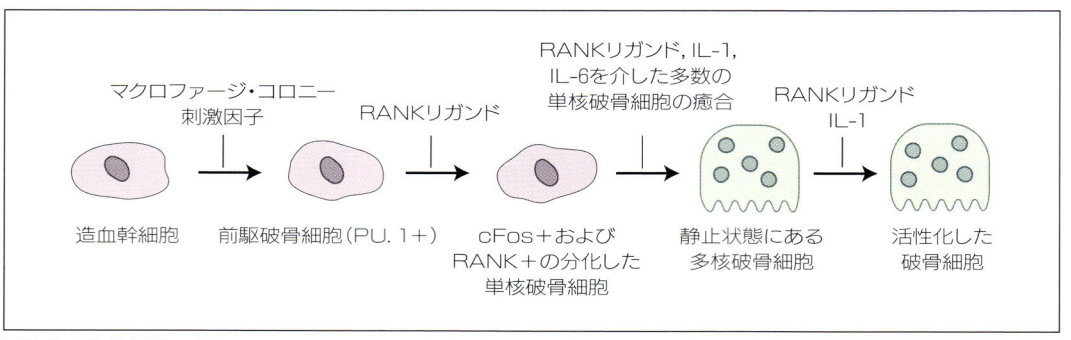

図3-1 破骨細胞は種々のサイトカインや転写因子に反応して，骨髄にある前駆破骨細胞からいくつかの段階を経て形成される．RANK：receptor activator of nuclear factor κB；IL-1：インターロイキン‐1；IL-6：インターロイキン‐6．

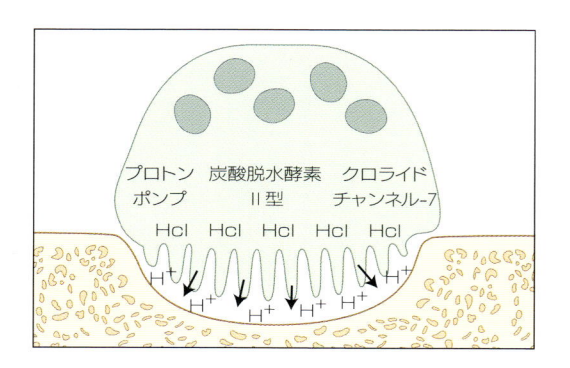

図3-2 破骨細胞は骨表面を封鎖して波状縁を形成し，塩酸を分泌することによって骨を吸収する．このような骨のカップ状に吸収された部位は，「ハウシップ窩」と呼ばれる．また，骨吸収をとおして破骨細胞は骨からビスフォスフォネートを遊離し，それを取り込む．

正常の骨代謝回転と骨再生における破骨細胞の役割

　ビスフォスフォネート静注薬の治療効果や毒性が破骨細胞に対する作用に起因していることから，正常骨の再生やリモデリングにおいて，破骨細胞がどのような役割を果たしているかを理解することが必要である．破骨細胞は骨髄の前駆破骨細胞から成熟するが，前駆破骨細胞は未分化骨髄間葉系幹細胞の破骨細胞系から派生したものである．これらの前駆破骨細胞は，骨髄から単核球として末梢血に流出し，(cFosやPU.1のような転写因子に反応して)分化し，癒合して多核巨細胞(成熟破骨細胞)となる[10](図3-1)．

　正常な骨再生サイクルにおいて，破骨細胞は骨表面との境界に波状縁を形成し，*Howship lacuna*(ハウシップ窩)として知られる密閉された領域に塩酸を分泌することによってpH1とし，(副甲状腺ホルモンに反応して)骨吸収を開始する(図3-2)．この強酸は骨の無機基質を脱ミネラル化し，コラゲナーゼ酵素による骨基質の有機成分

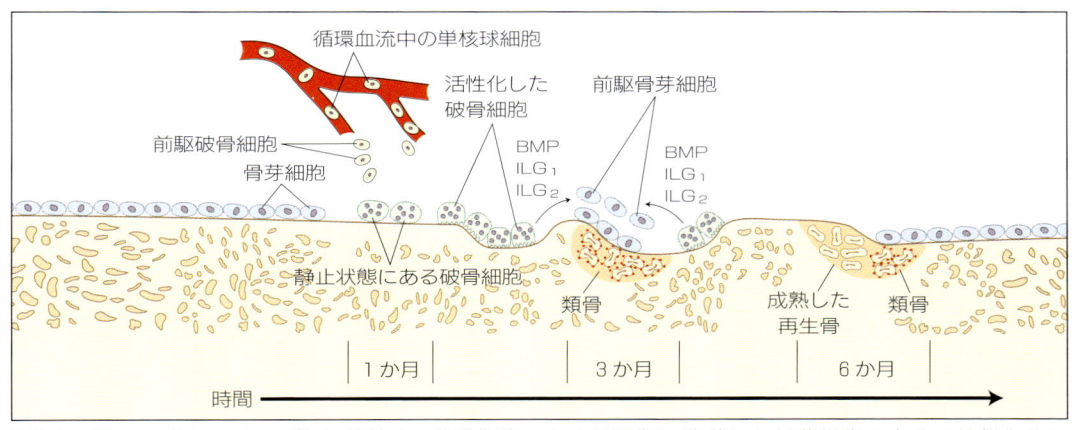

図3-3 骨リモデリングの正常な過程は，破骨細胞による骨吸収に連動した骨芽細胞を介する骨新生からなる．それは成長期にある人を除いては骨量の増加をともなわない．

（99％以上がコラーゲンからなる）の分解を引き起こす．この一連の事象は，酸不溶性タンパク質である骨形成タンパク質（BMP）やインシュリン様成長因子1，2（ILG$_1$，ILG$_2$）の放出を促し，局在するあるいは循環する幹細胞の骨芽細胞への分化を促進し，その新生骨形成を刺激する（図3-3）．これらの新たに分化した骨芽細胞は，類骨を分泌し，その中に取り込まれることとなる．やがてこれらの骨芽細胞は成熟した骨細胞となり，類骨をさらにミネラル化して成熟した骨を形成する（図3-3参照）．

化学的には，成熟骨は左巻きらせん状Ⅰ型コラーゲン束と，ミネラル化が進むにつれてその間を埋めるようになるヒドロキシアパタイトカルシウム結晶から構成されている．骨のコラーゲンは，「骨のコラーゲン性有機基質」と呼ばれている．骨芽細胞はこの基質中に，オステオカルシン，シアロタンパク質，BMP，ILG$_1$，ILG$_2$などを

含む「骨の非コラーゲン性有機基質」と呼ばれるタンパク質も輸送している．これらのタンパク質は骨基質の維持に関与しているが，いったん破骨細胞による骨吸収にともなって骨基質から遊離すると，新生骨の再生に関与するようになる．

古くなった骨の除去と，それに続く新しいより弾力性に富む骨の形成は，破骨細胞の骨吸収なしには起こらない．個々の破骨細胞の大きさは約20〜40μmであり，それによる吸収は「ハウシップ窩」と呼ばれる小さな骨のくぼみを形成する（図3-2参照）．いくつかの破骨細胞は*cutting cone*と呼ばれる，より大きな骨のくぼみを形成する（図3-4）．それに引き続いて骨芽細胞と類骨が現れるが，それは*bone metabolic unit*（骨代謝単位：BMU）と呼ばれ，サイズは幅0.2〜0.4 mm（200〜400μm），長さ1.0〜2.0 mmである（図3-5）．成人では，1個のBMUは6〜9か月間維持され，*sigma*（シグマ）と呼ばれ

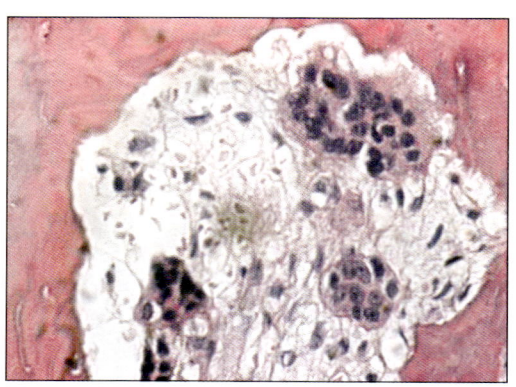

3 | ビスフォスフォネート製剤の医学的適応

図3-4 破骨細胞は基本的に集団で骨を吸収し，cutting cone を形成する．

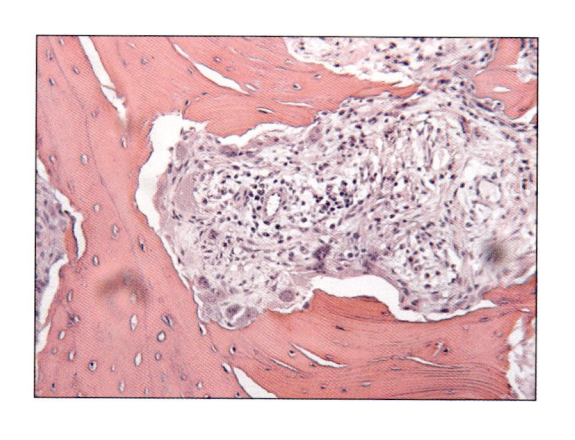

図3-5 破骨細胞によって形成された cutting cone は，BMP，ILG$_1$，ILG$_2$，そして幹細胞を骨芽細胞に分化させる他の因子を放出する．破骨細胞とそれに追随する骨芽細胞からなる cutting cone は，*bone metabolic unit*（骨代謝単位），あるいはBMU と呼ばれる．

図3-6 BMU の顕微鏡写真．BMU は約 6 か月間継続するが，その期間内は *sigma*（シグマ）と呼ばれる．

る（図3-6）．

　加齢により，骨は正常な細胞死の過程を経て骨細胞を失う．その結果，骨の有機基質は修復不能となり，無機基質は非弾力性でもろくなり微小骨折を起こすようになる．また，骨細管，フォルクマン管やハヴァース系内の血管が退縮し，骨死を起こしたり，血管のない骨となる．このような骨は吸収あるいは置換されなければならないが，露出したり骨折を起こすこともある．

破骨細胞と骨芽細胞の相互作用

　骨の再生や骨格の恒常性を保つために，破骨細胞と骨芽細胞は，相互に依存しなが

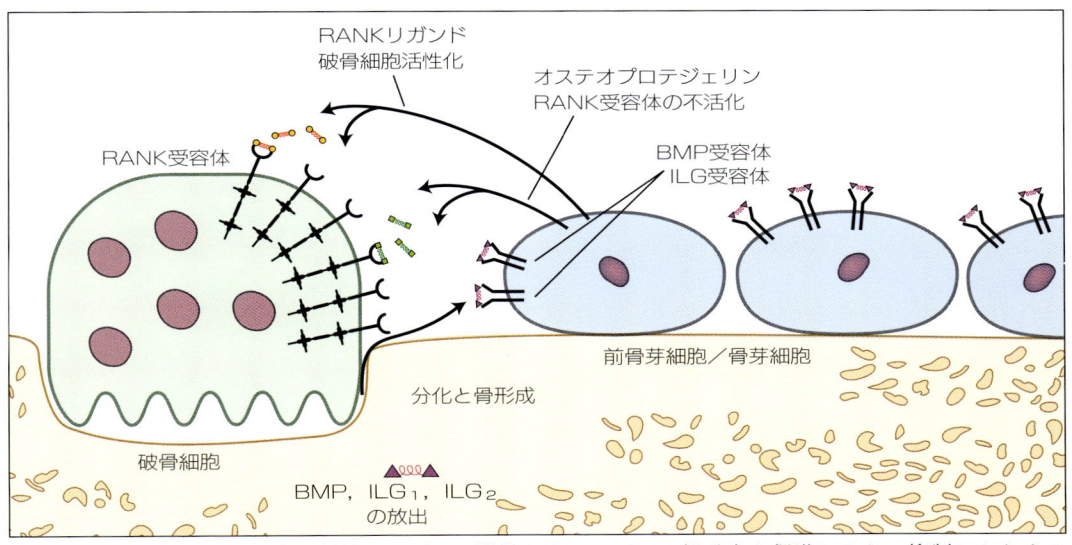

図3-7 破骨細胞と骨芽細胞は単純なシグナル機構を介して互いに相手方を促進したり，抑制したりすることができる．骨芽細胞は RANKL を分泌することによって破骨細胞のスイッチをいれ，オステオプロテジェリンを分泌することによってスイッチを切ることができる．破骨細胞は BMP, ILG_1, ILG_2 や他のサイトカインを放出することによって骨芽細胞を制御している．

ら刺激や抑制のフィードバックをかけ，生体での役割を果たしている．骨吸収過程では，破骨細胞は BMP, ILG_1, ILG_2 を放出し，それらは類骨を分泌する際に骨芽細胞によって骨基質の中に輸送される．いったん放出されると，これらのタンパク質は間葉系幹細胞プールから第2世代の骨芽細胞の分化を誘導，促進することによって BMU を形成し，吸収された骨を再生する．しかし，骨芽細胞は必ずしも破骨細胞と同調することができないので，もし骨吸収が新生骨の添加より速く進むならば，吸収窩が形成され，骨折や脆弱化，ひいては生体の死をまねくことになる．破骨細胞はこのように制御不能なまでに骨吸収を亢進するので，

骨芽細胞にはそれを制御する機構，とりわけ骨吸収の速度を遅くする機構が必要になる．したがって，それに対する進化の反応として，骨芽細胞は破骨細胞機能を直接抑制するタンパク質を獲得したのである．このタンパク質は *osteoprotegerin*（オステオプロテジェリン：OPG）として知られており，破骨細胞の発生や機能を制御する律速機構を有している．また骨芽細胞は破骨細胞の分化を制御する3つのシグナル経路も制御している．

OPG は，破骨細胞の細胞膜表面の RANK 受容体に結合する破骨細胞刺激タンパク質 *RANKL*（receptor activator of nuclear factor κB ligand）と競合する「おとり」受容体であ

る(図3-7). OPG は，RANKL が破骨細胞の RANK 細胞膜受容体に結合することを阻害し，骨吸収を促進するのを妨げることによって，直接的ではあるが可逆的に個々の破骨細胞の分化や機能や生存を抑制している. さらに，骨芽細胞は破骨細胞の形成に必要な環状アデノシン一リン酸(cAMP), gp 130, 1,25-dihydroxyvitamin D_3 を供給したり枯渇したりすることによって破骨細胞の基本的分化を制御し，それにより破骨細胞の形成量を制御している. 骨芽細胞自身も破骨細胞性骨吸収を促進するために RANKL を分泌するので，破骨細胞のスイッチをオフにしたりオンにしたりすることができることは忘れてはならない.

以上をまとめると，骨芽細胞と破骨細胞は，相互の発生や機能を促進したり抑制したりすることができる複雑なシグナル機構を介して緊密に関連している.

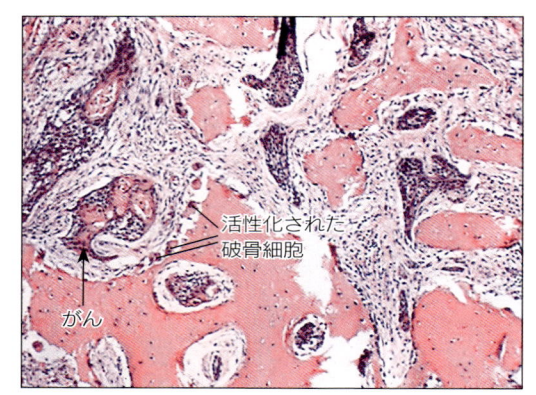

図3-8 扁平上皮がんは直接的にではなく，破骨細胞を介して骨吸収を起こす.

ビスフォスフォネート静注薬と骨転移

ほとんどのがんは，宿主に対して多くの悪影響をもつにもかかわらず，それ自身では骨を吸収することができず，その代わりに破骨細胞を呼び寄せて骨吸収を行わせる. 最近の研究によって，がんは前駆破骨細胞を骨髄から呼び寄せるとともに，それらを刺激して骨を吸収し，がん自身もそこで増殖することが明らかとなった(図3-8).

がんが骨を吸収する局所的な機構の1つは，がんが他の破骨細胞刺激タンパク質ばかりでなく RANKL の分泌を介することである. 破骨細胞は生理的な反応ではなく，むしろ病的な過程によって活性化されているということである. 骨の中にあるがん胞巣から一定して分泌されるサイトカインが破骨細胞を刺激して，多量の骨が吸収されることにより，その中にがんが増殖することになる. このようながんにより誘発された骨吸収は，新生骨の形成よりはるかに速いペースで進むので(図3-9), 腫瘍を増大させ，ときには患者を死に追いやったり，骨の崩壊や激しい骨痛，骨折をもたらすことになる.

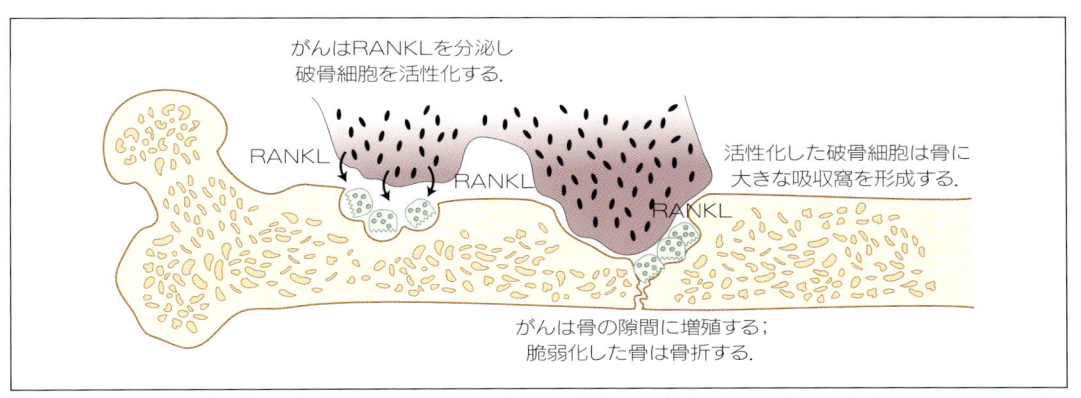

図3-9 がんによる破骨細胞刺激によって形成された吸収窩は，がんが増殖侵入するための大きなスペースを形成する．脆弱化した骨は骨折し，疼痛や身体障害を起こす．

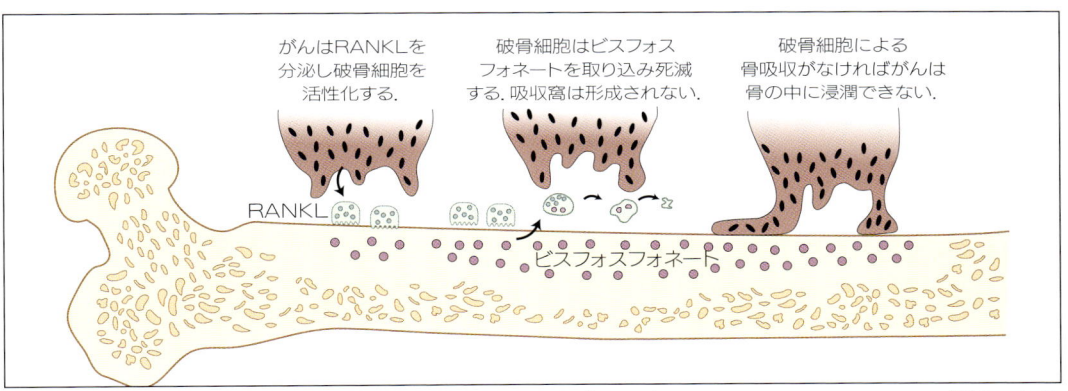

図3-10 ビスフォスフォネートは破骨細胞障害や破骨細胞死を起こすことによって，がんに関連した骨吸収を防止する．

　がんはまた副甲状腺ホルモン関連ペプチドの分泌を介する全身的な骨吸収機構を利用し，腫瘍随伴性症候群を起こす．この症候群は，一般的に肺小細胞がん（以前には「燕麦細胞がん」と呼ばれていた）にもっとも随伴するが，口腔咽頭扁平上皮がんにはあまり随伴しない．大部分の腫瘍随伴性症候群による骨吸収は，びまん性に骨格の吸収を起こし，結果として高カルシウム血症を招来する．しかし，転移性がんによる場合と異なり，通常それらの症候群は，きわめて重症例における限局性の骨吸収窩にのみ関連して起こる．

　このようながんからのシグナルに破骨細胞を反応させないように開発されてきた戦略は，たいへん有効な方法である（図3-10）．

基本的にアレディアとゾメタは破骨細胞の数を減少させるため，がんがどれほど多くのRANKLやその他の破骨細胞活性化因子を分泌しようとも，これらのシグナルに反応することができる破骨細胞はわずかである．吸収窩が形成されないので，がんも効果的に閉じ込められ，その増殖が抑制される．アレディアやゾメタは直接的な抗がん剤ではないけれども[1, 2, 11]，骨転移をきたした患者の生存率やQOLを改善する．したがって，その有効性は，顎骨壊死という副作用をうまく制御できるならば，それに勝るものである．今日，多発性骨髄腫，転移性乳がん，転移性前立腺がんや他種のがんに罹患した患者は，アレディアやゾメタの恩恵を受けている．投与量，投与頻度，総投与量が適切かどうかは今後の研究課題である．

ビスフォスフォネート静注薬と悪性腫瘍による高カルシウム血症

多くの種類のがんが高カルシウム血症を誘発するが，もっとも一般的なものは肺小細胞がん，多発性骨髄腫，前立腺がんであり，頻度は低いが口腔咽頭扁平上皮がんでも起こる．これらの患者では血清カルシウムレベルが14〜18 mg/dLに上昇することも稀ではない．高カルシウム血症の症状は，精神錯乱，眠気，深部骨痛，便秘，腹痛，そしてときに心停止による死亡である[12]．がんによる高カルシウム血症には2つの機序がある．第1の機序は，転移を必要としないもので，原発腫瘍から副甲状腺ホルモン様ペプチドが血流中に分泌されることによるものである．このペプチドは，生理的な副甲状腺ホルモンの活性部位を完全にあるいはほぼ完全に複製することができる．したがって，それは小腸からのカルシウムの吸収を増加し，カルシウムの腎臓からの排泄を減少させ，そして破骨細胞性吸収により，骨から血流中に放出されたカルシウムイオンを有意に増加させる．血清カルシウムレベルを上昇させるこれら3つの作用のなかで，破骨細胞性骨吸収の増加がもっとも顕著である．この機序が肺がんや口腔咽頭がんにより引き起こされる高カルシウム血症の機序であり，内分泌様作用を代表するものである．

第2の機序は，RANKL様タンパク質の分泌を介して，多発転移部位における局所的な破骨細胞性骨吸収を促進するものである．これらすべての骨吸収部位からも大量のカルシウムイオンが血流中へ放出される．この機序は，多発性骨髄腫，転移性乳がん，転移性前立腺がん，その他のがんに関連した高カルシウム血症を引き起こすものであり，パラクリン様作用を代表するものである．

2つの機序に共通する特徴は破骨細胞性骨吸収であるという理由から，抗破骨細胞薬は容易に高カルシウム血症を改善する．著者は，血清カルシウムレベルが

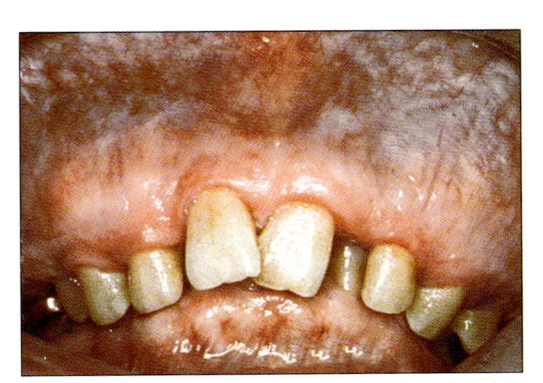

図3-11a Paget病の発症部位は，きわめて活発に吸収したり再生したりしている骨を含んでいる．骨は膨隆し，豊富な血流のために温かく感じられる．ここに見られるような拡張した血管がしばしば観察される．

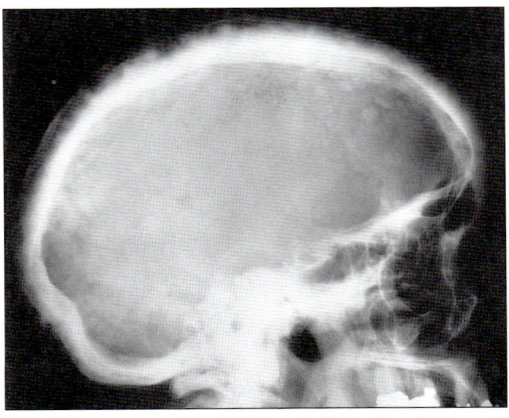

図3-11b Paget病では骨の急速なリモデリングにより，しばしば「cotton wool（原綿）」骨と呼ばれる不規則な外形の骨がエックス線写真で観察される．

17 mg/dL を超えた口腔咽頭がんに関連した数症例の高カルシウム血症患者を治療したことがある．ゾメタの 4 mg 単回投与が24時間以内に血清カルシウムレベルを8.5～9.5 mg/dL（正常値＝8.5～11.5 mg/dL）に回復させた．このように短時間で劇的に高カルシウム血症が改善し症状が正常化したことは，ビスフォスフォネート静注薬が破骨細胞機能を急速に停止し，正常血清カルシウムレベルが骨無機基質の吸収に依存することを調整した証である．血清カルシウムを正常化するには1回あるいは2回のみの投与であったので，ビスフォスフォネート静注薬の適用が顎骨壊死を起こすことはなかった．

ビスフォスフォネート経口薬と Paget 病

　骨 Paget 病は骨吸収と新生骨添加を含む骨代謝回転が極度に亢進している病態で，結果的に骨強度の低下，血流の増加，骨痛，そして一般的に血清アルカリフォスファターゼレベルの高度上昇を引き起こす（図3-11）．組織学的に，骨には肥大した活性の高い骨芽細胞と多くの活性化した破骨細胞がみられることから，正常な制御を失い亢進した骨代謝回転が示される（図3-12）．ウイルス性の機序が長らく想定されていたが，基本的に40歳以上の成人が罹患することから，この疾患の原因は不明のままである．それにもかかわらず，ビスフォ

3 | ビスフォスフォネート製剤の医学的適応

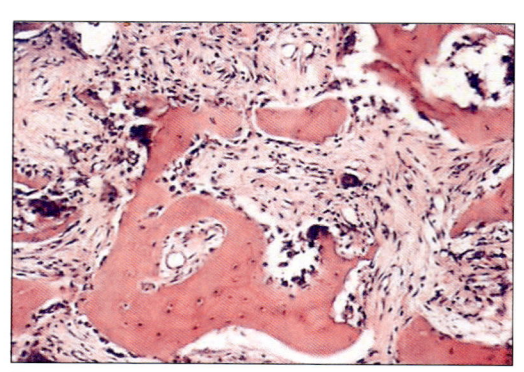

図3-12 Paget病における骨の顕微鏡写真では，活発な破骨細胞による骨吸収，肥大した活性化骨芽細胞，多数の血管が観察される(原倍率×10；ヘマトキシリン-エオジン染色).

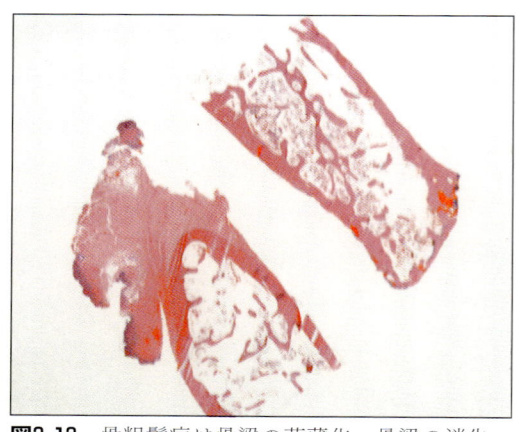

図3-13 骨粗鬆症は骨梁の菲薄化，骨梁の消失，骨梁間の連結の喪失が起こる疾患である(原倍率×1；ヘマトキシリン-エオジン染色).

ネートのような抗破骨細胞薬によって，制御不能となった骨リモデリングを阻止しようとする方法は，アルカリフォスファターゼレベルを正常化するばかりでなく，骨痛や骨膨隆を抑えるのに有効であることが明らかとなった．ダイドロネルやスケリッドがもっとも一般的に使用されている薬剤であるが，最終的にはすべてのビスフォスフォネート製剤がPaget病の治療に有効とされている．これまで，これら2つのビスフォスフォネート製剤のいずれかを本疾患に使用して，顎骨壊死が発生したという症例は報告されていない．その理由は2つの要因によると考えられる．(1)これらのビスフォスフォネートはR_2基側鎖に窒素を含有していないこと，(2)通常，これらの薬剤は連続的に服用せず，むしろ休薬期間を含む投与サイクルで間欠的に服用されることである．

ビスフォスフォネート経口薬と骨粗鬆症

骨粗鬆症は，基本的に45歳以上の成人にみられる疾患である．男女ともに起こるが閉経後の女性に，より一般的かつ高度に起こる．それは幹細胞の分化におけるエストロゲン欠乏の効果によるもので，結果として骨芽細胞分化以上に脂肪細胞分化が起こる．男性もエストロゲンをつくるが，閉経後の女性の経年的減少と比べると，それほど高い減少レベルでないことは承知しておきたい．骨粗鬆症の影響は，骨梁の骨密度の減少と線維性脂肪髄の増加として現れる(図3-13)．骨梁の厚みが減少し，骨梁間の連結が失われるにつれて，骨は徐々に多孔性になる．臨床的には骨の強度が失われ，椎体圧縮による身長の低下や微小な外傷や

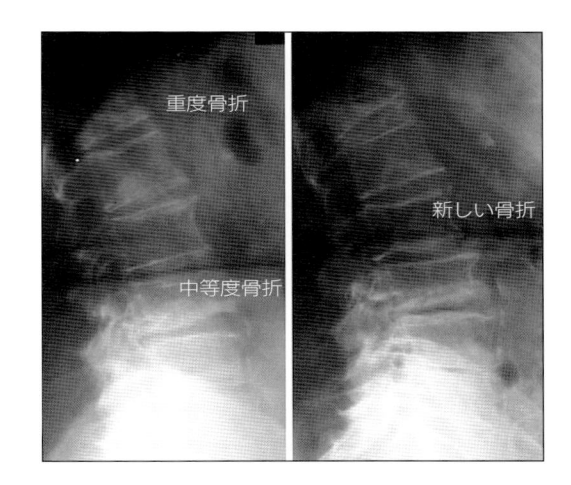

図3-14 骨粗鬆症の閉経後女性における腰椎の圧迫骨折(ワシントン大学 Susan Ott 医師のご厚意による).

自然発症による骨折リスクがでてくる．これらの骨折はゆっくり治癒するか，ほとんど治癒しないこともある(図3-14).

骨粗鬆症の本質的な病態生理は，カルシウム代謝ではなくて，骨の代謝回転と再生である．このことは，骨密度(BMD)に関連する食事からのカルシウム摂取を増加させても長期的効果はなく，合併症の予防効果もないという最近の研究によって証明された[12]．また，それは骨粗鬆症の治療におけるビスフォスフォネートの使用とその中心的な役割を強調するものである．

もっとも広く使われている骨減少症や骨粗鬆症の計測法は，二重エネルギーエックス線吸収測定法(DEXA)であり，BMD値を測定する．ほとんどすべての大規模臨床試験では標準的にこの測定法が採用され，ビスフォスフォネートや他の治療法の効果が判定されている．また，それは大規模な臨床疫学調査においても使用され，股関節部や椎体の骨折リスクを評価したり，臨床家によって骨減少症や骨粗鬆症を診断するために用いられている．Peak bone density (最高骨密度)として知られているこの標準参考値には，人種や性別特異性があり，22±2歳の若年成人に対する値が基本となっている．図3-15のグラフは，黒人男性，白人男性，黒人女性，白人女性における20歳代から80歳代の平均BMD値とそれぞれの減少率を表している．開始と最終(85歳)BMD値がもっとも低かったのは白人女性であったが，平均的な減少率はすべての人種，性別で同様であった．

骨減少症や骨粗鬆症の診断は，最高BMDからの減少率がある一定の値を超えたところに設定されている．母集団全体に対して mg/cm^2 で表した人種および性別特異的BMD値のグラフは，典型的な正規分布を示す(図3-16)．Tスコア値は，若年成人の平均最高骨密度を下回る標準偏差値と

3 | ビスフォスフォネート製剤の医学的適応

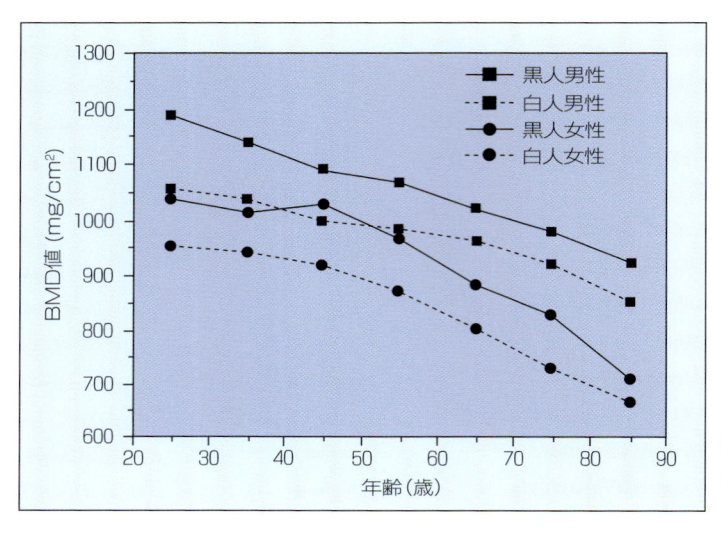

図3-15 BMD値は年齢とともに減少するが、性別と人種により異なる.

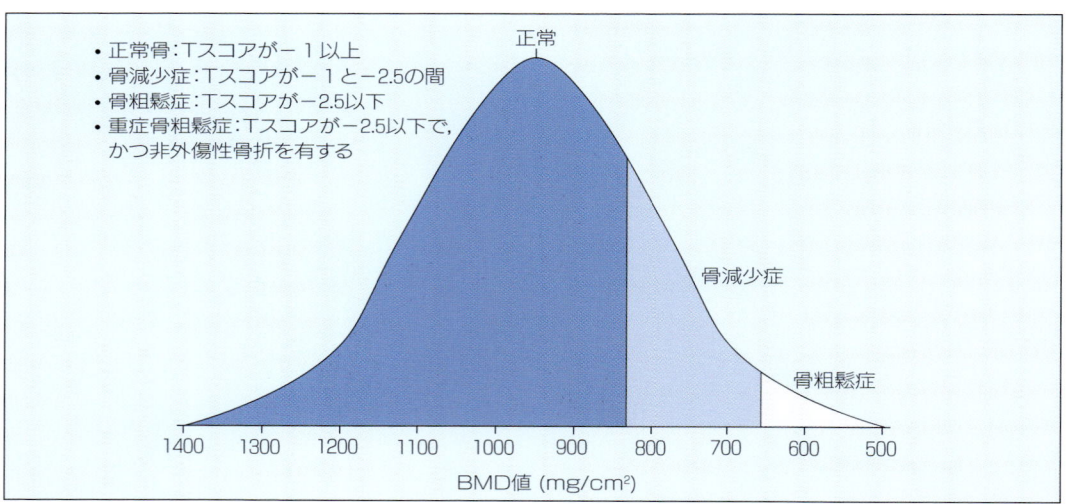

図3-16 世界保健機関は、BMD値に基づいて骨減少症と骨粗鬆症を定義している.
「骨減少症」は、平均最高骨密度から1〜2.5 SD離れたBMDを示すもの、「骨粗鬆症」は2.5 SD以上離れたBMDを示すもの（すなわち、Tスコアが－1〜－2.5そして－2.5以下のもの）と定義されている（ワシントン大学 Susan Ott医師のご厚意による）.

して計算される．Zスコアは，同じ人種と性別の若年成人における平均最高骨密度を下回る標準偏差値として計算される．世界保健機関（WHO）は，Tスコアが－1より良い（すなわち，若年白人女性の平均最高骨密度を1 SD以上，下回らない）骨を「正常」骨と規定している．「骨減少症」は－1から－2.5のTスコアを示す骨であり，「骨粗鬆症」は－2.5以下のTスコアを示す骨と規定している．WHOは，非外傷性骨折のある

骨粗鬆症を「重症骨粗鬆症」と定めている．これらのスコアは，若年白人女性の最高骨密度に基づいている．WHO は現在，黒人女性や白人・黒人男性に対する正確な T スコアを規定する十分なデータをもっていない．したがって，Z スコアよりむしろ T スコアはすべての人に対する標準参考値と考えられるが，これらの Z スコアや T スコアはほぼすべてのグループ集団に対する測定法や，ガイドラインとして慣例的に適用されている．

これらの定義や値にも短所があり，無視すべきではない．第 1 に，T スコアは骨折を予測するものではないし，また骨減少症や骨粗鬆症の進行と相関するものでもない．第 2 に，骨減少症という言葉は実際の疾患を表すものではない．第 3 に，もし 22 歳の若年白人女性において最高 BMD からの 1 SD が 16％であるならば，その定義によってすべての女性の 16％は，22 歳という年齢であっても骨減少症ということになる．さらに，もし 80 歳で評価されるならば，すべての女性は骨減少症あるいは実質的な骨粗鬆症をもつことになる（図 3-17，表 3-1）．このような限界は，骨粗鬆症の真の計測法として BMD が適切ではないことを示す．

BMD は，その名前が意味する骨量だけを測定するものであって，骨梁の連続性を測ったり，骨の弾力性や骨梁の連続性の関数である骨折抵抗性を測るものではない．ビスフォスフォネート経口薬は，BMD 値を安定化したり改善したりする能力を指標にして測定されるので，限られた効果しか表現されない．すなわち，ビスフォスフォネートは新生骨を添加することはなく，逆に新生骨の形成を阻害することを忘れてはならない．その作用機序は，石灰化の増強によって既存の骨を保持し強化することであり，結果的に BMD 値を改善することになる．結局，BMD は骨減少症や骨粗鬆症を調べる方法としては大雑把な手段であり，ビスフォスフォネートは骨減少症や大理石骨病のもっとも重要な要素である骨折に対して実際に指針を与えるものではないということが言える．しかしながら，このような短所にもかかわらず，罹患率や致死率にかかわる重大な疾患とされている骨粗鬆症に対する臨床的管理では，T スコアや Z スコアが有用な判断材料となっている．

2005 年には，米国だけでも 1,400 万人以上の女性が骨粗鬆症治療のためにビスフォスフォネート経口薬を投与されている．多くのエビデンスにより，骨粗鬆症の治療にビスフォスフォネートが有効であることが示されている[13, 14]．代表的なエビデンスの 1 つとして，10 年以上フォサマックを服用していると，（現在，骨粗鬆症の標準的な測定法として受け入れられている）BMD が増加し，服用初期 3 年間における椎体骨折の頻度が減少することが示された[15]．

10 年間のフォサマック服用群患者の一部では，さらに BMD が増加することが示された．ビスフォスフォネート長期間使用の累積的効果や，3 年以上のビスフォスフォネート経口薬使用に関連した顎骨壊死症例の出現は，現在一般的に知られている

3 | ビスフォスフォネート製剤の医学的適応

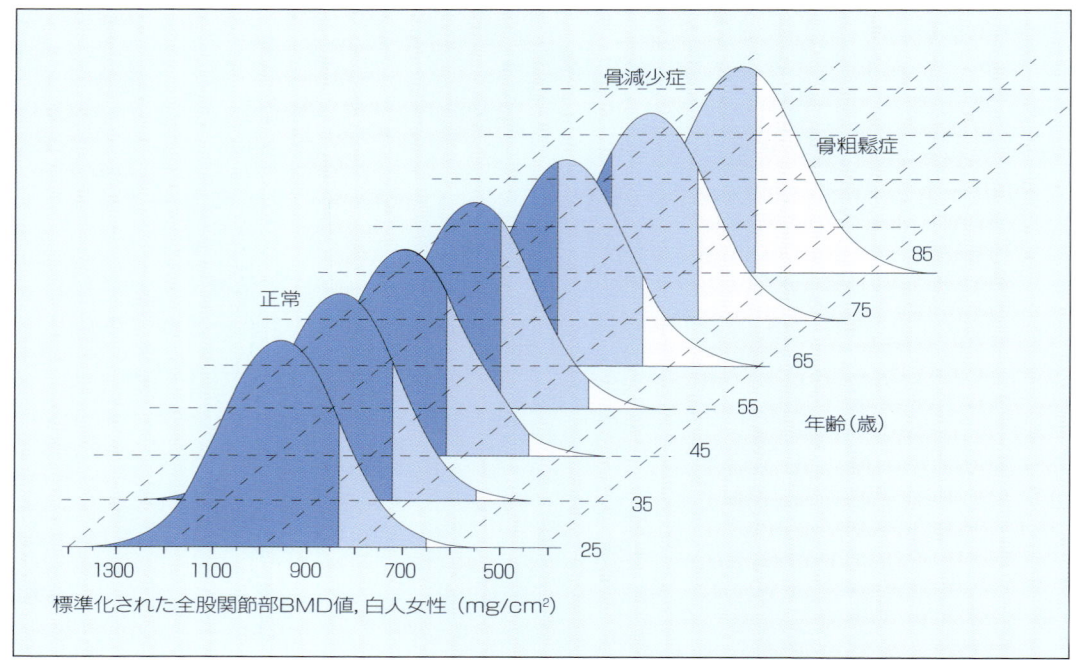

図3-17 米国のコーカシアン（白人）女性に対するBMD値のベル状曲線は，年齢が進むほど減少し，骨減少症や骨粗鬆症に該当する女性が増えてくる（ワシントン大学 Susan Ott 医師のご厚意による）．

表3-1 年齢に関連した骨粗鬆症のWHO分類における米国のコーカシアン（白人）女性の割合

カテゴリー	年齢（歳）			
	25	50	65	80
正常	84%	66%	40%	10%
骨減少症	15%	33%	40%	35%
骨粗鬆症	.01%	.01%	13%	27%
骨粗鬆症確定例	1%	1%	7%	27%

ことで，驚くには当たらない．もっと重要なことは，3年後にフォサマックを中止したグループの患者群についてである．これらの患者では，骨粗鬆症に関連する因子の発生率は有意に増加せず，BMDもきわめてゆっくりとしか減少せず，すべてのビスフォスフォネートの半減期が延長することを経験するので，骨粗鬆症をコントロールするためにビスフォスフォネート製剤の継続服用は必要でないかもしれないということが示唆される．

疫学的な観点から，ビスフォスフォネート経口薬を服用している閉経後女性は，ビ

スフォスフォネート誘発顎骨壊死のリスクをもつ大きな集団である．発生頻度を正確に計算し推定することは不可能であるが，その数値は明らかにきわめて少ない．発生率を推定することが難しいのは，ビスフォスフォネート経口薬を服用している患者の実数が明らかでないためである．1,400万人の女性という公的な推定は薬剤販売データに基づいている．さらに，これら1,400万人すべての女性が口腔診査を受けているわけではなく，自覚されない骨露出や症状のある骨露出であっても，（アレディアやゾメタの初期に経験したのと同様）他の病態に起因する骨露出があるかもしれない．著者は個人的にビスフォスフォネート経口薬により骨が露出した30症例の患者（フォサマック関連で28例，アクトネル関連で2例）の治療経験があり，また米国内から少なくとも200症例の追加報告を受けた．もし，ビスフォスフォネート経口薬を現在服用していると考えられる1,400万人の患者のなかに1,000症例発生したとすると，その発生率は0.007％，あるいは10万人に7例と計算できる．これはきわめて低い頻度であるが，そのように認識すべきである．懸念されるのは，骨減少症や初期の骨粗鬆症に対してビスフォスフォネート製剤が処方される人口が増加し続けている結果，数世代にわたってビスフォスフォネート経口薬を服用する女性の数が増大することである．顎骨への蓄積効果が3年後には顕著になることを考えると，将来的には多数の女性が顎骨壊死を発症する可能性を秘めている．

ビスフォスフォネート製剤の適応外使用

以前にも指摘されたように，ビスフォスフォネート製剤，特にビスフォスフォネート静注薬の適応外使用が絶望的な臨床現場において報告されてきた．すなわち，重症骨形成不全症[6]，ステロイド性骨粗鬆症，若年性骨粗鬆症[8]，線維性異形成症[7]，Gaucher病[8]，閉経後の高度な歯槽骨喪失[9]などである．とりわけ，重症骨形成不全症の小児の治療は，たいへん興味深い[6]．患者の活動性が増加し，骨痛が減少し，この手足の不自由な病気を患った小児の骨折数がたぶん減少したという逸話的報告がある．しかし，このような勇気づけられる報告は，小児では成長に関連した活発な骨代謝回転により骨吸収速度が亢進する結果，ビスフォスフォネートの毒性がよりいっそう高いリスクにあることと比較して考慮されなければならない．実際，長所を強調する逸話的報告に対しては，成長の遅れ，歯の萌出遅延や未萌出，さらにビスフォスフォネート誘発大理石骨病[8,16]などの報告があることも考慮すべきことである．このような薬物誘発性大理石骨病[17]を合併する警告的症例は第2章で簡潔に述べられている．その症例は特発性高フォスファターゼ血症を有する7歳6か月の男児で，最初アレディア10 mg（体重あたり0.37 mg/kg）を3日間以上投与され，続いて短期間のうちに同量を3日間投与，さらに8歳で60 mg

のアレディアを3週ごとに静注された．おおよそ8歳6か月から10歳6か月まで，この少年は間隔をあけてアレディア80 mg，その後100 mgの静注を受けた．10歳6か月までにはエックス線的に骨密度の有意な増加がみられたが，腸骨稜の生検で大理石骨病と診断された．アレディアはその時点で中止されていたが，その少年はビスフォスフォネート誘発大理石骨病の骨の脆弱性により，第4腰椎の両側性脊椎分離症（関節間部後柱の骨折）と右側橈骨の自然骨折を起こしていた．

この症例は小児におけるビスフォスフォネート投与に関連したリスクの増加と，成長期にある骨格や成人の上下顎歯槽骨のような比較的代謝回転の速い骨におけるビスフォスフォネートの毒性の増大を強調するものである．

歯槽骨の喪失を鎮静化させるためのビスフォスフォネート経口薬の適応外使用は，数年間にわたって歯周病研究者が探求したゴールであった[9,18]．Jeffcoat[19]による2006年の論文では，種々の年齢の男女混合グループにおける歯槽骨喪失と，インプラントの生存率に関連したアレンドロネート投与の単一盲検試験の結果が報告されている．ほぼ正常な骨格BMDを有する患者では改善効果は認められなかったが，低い骨格BMDをもつ患者にフォサマック70 mgを週1回投与したところ歯槽骨の高さが改善された．同量のフォサマック投与もまたインプラントの生存率には影響を及ぼさず，2年後にそれぞれのグループにおいて顎骨壊死の症例は見られなかった．しかし，顎骨壊死に関連するフォサマックの安全性に対する著者の結論は，これが経験豊富な研究者でさえも，ビスフォスフォネートの骨毒性を見誤るもっとも重要な実例と考える．すなわち2年間の研究は，いかなるビスフォスフォネートに対してもその安全性を結論するには不十分な期間である．これまでビスフォスフォネート経口薬に関連したすべての顎骨壊死症例は，3年以上の連続的な使用後に起こっている（第6章参照）．加えて，ほとんどの歯科インプラントは，すでに数年間のビスフォスフォネート経口薬治療が行われた患者に埋入されており，ビスフォスフォネート経口薬治療開始と同時に埋入された患者はいない．それぞれのビスフォスフォネート経口薬の効力，用量，投与期間が，顎骨壊死の出現に影響する．したがって，歯槽骨喪失を制御するためにビスフォスフォネート経口薬を使用することは，2年以上の長期にわたる研究を行った後に推奨されるべきであり，歯科インプラントに関連した安全性については結論がでていないと考えるべきである．

参考文献

1. Berenson JR, Lichtenstein A, Porter L, et al. Efficacy of pamidronate in reducing skeletal events in patients with advanced multiple myeloma. N Engl J Med 1996;334:488–493.
2. Hortobagyi GN, Theriault RL, Porter L, et al. Efficacy of pamidronate in reducing skeletal complications in patients with breast cancer and lytic cone metastasis. N Engl J Med 1996;335:1785–1791.
3. Mayor P. The use of Zoledronic acid, a novel, highly potent bisphosphonate, for the treatment of hypercalcemia of malignancy. The Oncologist 2002;7:481.
4. Chapurlat RD, Meunier PJ. Bisphosphonates and bone remodeling: Effectiveness in Paget's disease, fibrous dysplasia, and osteoporosis [in French]. Rev Chir Orthop Reparatrice Appar Mot 1998;84:743–751.
5. Liberman UA, Weiss SR, Broll J, et al. Effect of oral alendronate on bone mineral density and the incidence of fractures in postmenopausal osteoporosis. N Engl J Med 1995;333:1437–1443.
6. Glorieux FH, Bishop NJ, Plotkin H, Chabot G, Lanoue G, Travers R. Cyclic administration of pamidronate in children with severe osteogenesis imperfecta. N Engl J Med 1998;339:947–952.
7. Zacharin M, O'Sullivan M. Intravenous pamidronate treatment of polyostotic fibrous dysplasia associated with McCune Albright syndrome. J Pediatr 2000;137:403–409.
8. Marini JC. Do bisphosphonates make children's bones better or brittle? N Engl J Med 2003;349:423–426.
9. Rocha ML, Malacara JM, Sanchez-Marin FJ, Vazquez de la Torre CJ, Fajardo ME. Effect of alendronate on periodontal disease in postmenopausal women: A randomized placebo-controlled trial. J Periodontol 2004;75:1579–1585.
10. Jameson JL, Kasper DL, Fauci AS, Braunwald E, Longo DL, Hauser SL. Harrison's Endocrinology. New York: McGraw Hill Medical, 2006:411–414.
11. Berenson JR, Rosen LS, Howell A, et al. Zoledronic acid reduces skeletal-related events in patients with osteolytic metastases. Cancer 2001;91:1191–1200.
12. Marx RE, Stern DS. Fibro-osseous diseases and systemic diseases affecting bone. Oral and Maxillofacial Pathology: A Rationale for Diagnosis and Treatment. Chicago: Quintessence, 2003:743–744.
13. Marx RE, Stern DS. Fibro-osseous diseases and systemic diseases affecting bone. Oral and Maxillofacial Pathology: A Rationale for Diagnosis and Treatment. Chicago: Quintessence, 2003:759–762.
14. Tonino RP, Meunier PJ, Emkey R, et al. Skeletal benefits of alendronate: 7-year treatment of postmenopausal osteoporotic women. J Clin Endocrinol Metab 2001;86:1835–1836.
15. Black DM, Thompson DE, Bauer DC, et al. Fracture risk reduction with alendronate in women with osteoporosis: The fracture intervention trial. J Clin Endocrinol Metab 2000;85:4118–4124.
16. Bone HG, Hosking D, Devogelaer JP, et al. Ten years' experience with alendronate for osteoporosis in postmenopausal women. N Engl J Med 2004;350:1189–1199.
17. Whyte MP, Wenkert D, Clements KL, McAlister WH, Mumm S. Bisphosphonate-induced osteopetrosis. N Engl J Med 2003;349:457–463.
18. Tenenbaum HC, Shelemay A, Girard B, Zohar R, Fritz PC. Bisphosphonates and periodontics: Potential applications for regulation of bone mass in the periodontium and other therapeutic/diagnostic uses. J Periodontol 2002;73:813–822.
19. Jeffcoat MK. Safety of oral bisphosphonates: Controlled studies on alveolar bone. Int J Oral Maxillofac Implants 2006;21:349–353.

大理石骨病：
ビスフォスフォネート
誘発顎骨壊死との
発生類似性

4

島原　政司　訳

　顎骨に限局して自然発生した骨露出が二次感染し，手術を行っても治癒傾向が認められず，その部位の壊死組織除去術を善意で試みた後も悪化するという特徴を示す病状は，2002年[1,2]に初めて認知されたビスフォスフォネート治療にともなう医原性の病状に限ったことではない．第 1 章で述べたように，19世紀後半から20世紀前半にかけてリン鉱山における採掘や白リンを使用していたマッチ製造工場でみられた難治性骨露出は衆知のことである[3,4]．さらに，「大理石骨病」（marble bone disease とも呼ばれる）と称する遺伝性疾患もまったく同一の徴候と症状（図4-1～4-3）を生じることが知られている[5-7]．大理石骨病には，常染色体劣性形質と常染色体優性形質によるいくつかの組合せで 8 種類の変異がある．罹患した個体では破骨細胞の完全または一部欠如，もしくは単なる機能障害のため骨吸収不全となり，骨のリモデリング／骨再生不全が起こる[6,7]．大理石骨病とビスフォスフォネート誘発顎骨壊死に見られる共通の要因は，破骨細胞機能の喪失と不全であり，経時的に悪化する顎骨壊死をもたらす．大理石骨病に関する知識はビスフォスフォネート誘発顎骨壊死を理解するうえで重要であり，ビスフォスフォネート製剤の病態生理学的作用に関する多くの疑問を解明する鍵となる．

　大理石骨病は胎児性に発症し，ホモ接合性胚はしばしば自然流産あるいは死産[6,7]の結果に終わることが多い．ヘテロ接合性胚は生存し，ついには幼年期，ときには成人に達することがあるが，一般的には短命である（著者の知るかぎりでは，最年長生存患者は56歳である）．いずれかの遺伝子機

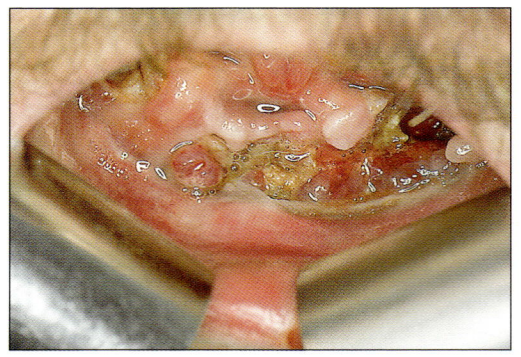

図4-1 二次感染や疼痛，ときには骨折をともなう，顎骨に限局した難治性の露出骨は，本文で示した大理石骨病とビスフォスフォネート誘発骨壊死のいずれにも見られる特徴的所見である．

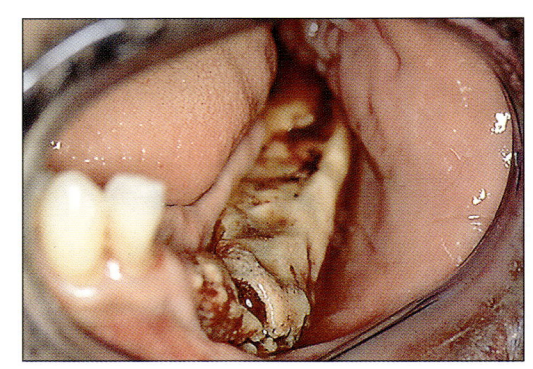

図4-2 大理石骨病に関連し広範囲に露出した壊死骨．骨の変色と骨折が見られることに注目．

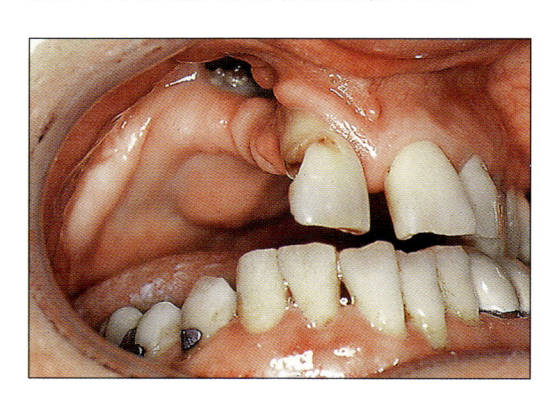

図4-3 大理石骨病に関連する比較的小範囲に露出した壊死骨は，遺伝子浸透度がより限定的であることを示している．

能不全をともなう遺伝子浸透度と形質発現はさまざまであるが，少なくとも8種類の表現型を示す大理石骨病が明らかにされており[8]，3つの異常遺伝子[8,9]が識別されている．1つは炭酸脱水II酵素をコードし，もう1つは破骨細胞の細胞膜界面におけるプロトンポンプメカニズム，最後の1つは塩素チャンネル7をコードしている．これらすべてのタンパク質は，骨吸収に不可欠な塩酸の形成と分泌に関係している[8-10]．

Albers-Schoenberg病[9]は，医学ならびに歯学教育機関において講義の対象となる頻度がもっとも高い大理石骨病の1つである．なぜなら，これが歯科あるいは医科診療所においてもっとも遭遇しやすい表現型の大理石骨病だからである．この比較的軽度な大理石骨病は塩素チャンネル7をコードする遺伝子の突然変異の結果生じる[9,10]．

大理石骨病の臨床症状と合併症

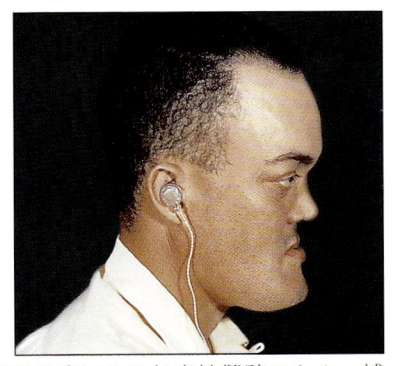

図4-4 大理石骨病による伝音性難聴のため，補聴器が必要となり装着した症例．

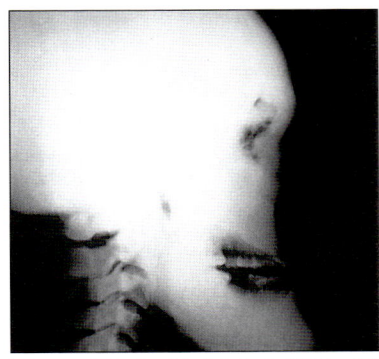

図4-5 図4-4に呈示された症例の頭蓋骨側方エックス線写真では，大理石骨病の特徴である劇的な石灰化亢進が明瞭である．

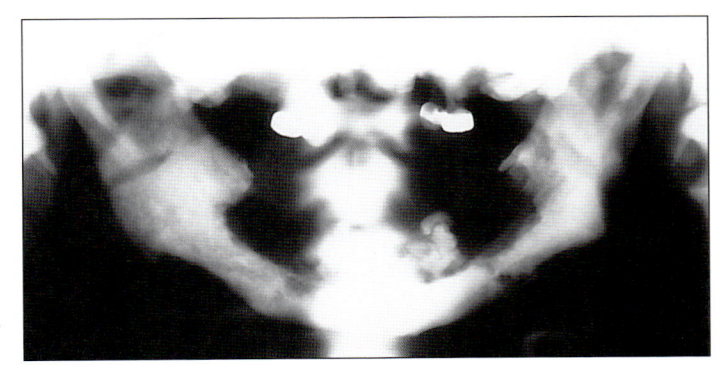

図4-6 大理石骨病の患者に対し不十分な壊死組織除去処置を繰り返し行ったため，骨の喪失と脆弱化した骨の偽関節骨折が認められる．

大理石骨病の臨床症状と合併症

　大理石骨病は骨代謝回転と骨再生に影響を及ぼすため，多くの患者は低身長を呈する．患者の生涯にわたって病気が進行し続けると，骨代謝回転の欠如により石灰化亢進が起こる（図4-4, 4-5）．骨折が生じ，ときには治癒不全が生じる（図4-6）．成長するにつれて，脳神経孔のリモデリングが正常に行われないため，脳神経を圧迫し，顔面神経麻痺，疼痛，難聴，ときには視覚障害を誘発する．機能障害では難聴がもっとも一般的徴候で，中耳小骨に硬化が現れるために耳小骨の振動が低下もしくは妨げられる（図4-4, 4-5を参照）．大理石骨病が進行すると患者の骨髄腔は石灰化により狭小化し，

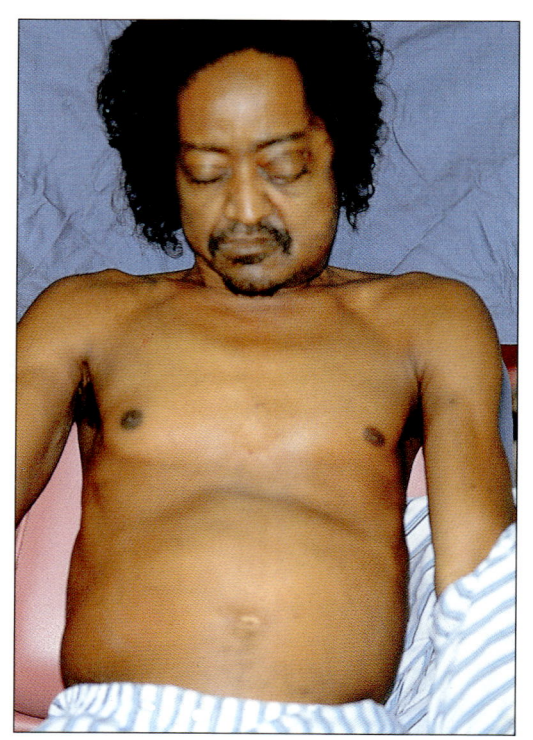

図4-7 大理石骨病のためヘモグロビン7.2 g/dLとなった症例における，骨髄外造血を示す臨床的に明らかな肝脾腫大．

ため感染に対する抵抗力が減弱し，創傷治癒に影響を与え，出血時間も延長する．経過中に低カルシウム血症が発症するが，つぎの段階では血清カルシウムの総量が6〜8 mg/dLと重度の低カルシウム血症となり，テタニーあるいは死亡につながることもある．こうした重度の低カルシウム血症患者にはカルシウムの補給も効果を示さないことが多い．

造血作用に障害が生じる．その結果，貧血，白血球減少症または血小板減少症を発症する．「骨髄ろう性汎血球減少症」として知られているこの病態は，代償性骨髄外造血の結果，肝脾腫大を生じる（図4-7）．汎血球減少症は，ヘモグロビンが7〜9 g/dL，白血球数が1,000/mm^{3}以下，血小板数が50,000以下となるのが一般的であり，その

歯科領域の症状と合併症

小児の大理石骨病は，乳歯の晩期残存や永久歯未萌出の原因となり，エックス線写真では多数の未萌出歯が見られる（図4-8）．晩期残存は，たぶん乳歯の歯根吸収不全を意味している．一方，永久歯の未萌出は，おそらく歯が萌出する部位の歯槽骨が緻密に石灰化亢進することに起因し，骨吸収に必要な機能性破骨細胞の不足も原因と考えられる．永久歯の萌出遅延や未萌出と同様のパターンは，先天性骨形成不全症に罹患し，ビスフォスフォネート静注薬による治療を受けた小児患者の一部にも認められていた．

小児が10代，青壮年期と成長するにつれて，骨のリモデリング／再生能力の欠如は骨を壊死に至らせる原因となる．歯槽骨は骨のリモデリング／再生を10倍以上必要とするため，ビスフォスフォネート誘発骨壊死と同様に，大理石骨病は顎骨のなかでも歯槽骨を標的とする．両疾患では結果的に

歯科領域の症状と合併症

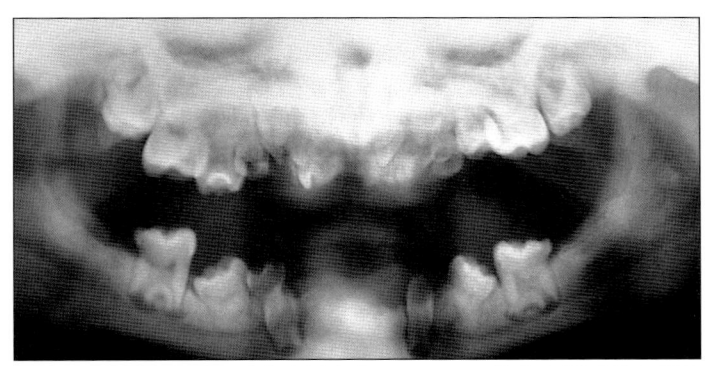

図4-8 11歳の大理石骨病小児患者において，緻密な被覆骨と根尖部の骨代謝回転の欠如により生じた多数の未萌出歯．

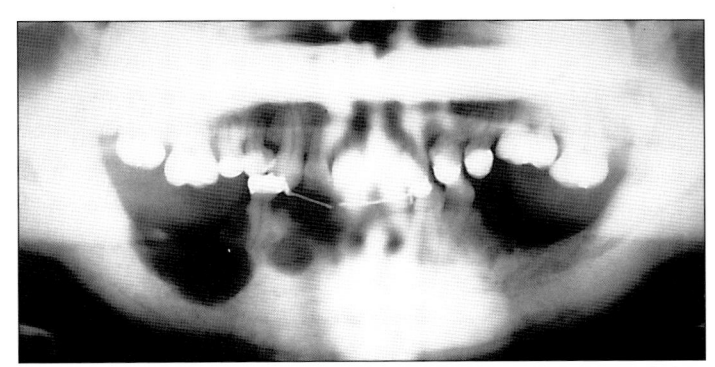

図4-9 石灰化の亢進した骨，不完全萌出歯，外科的壊死組織除去の試みで生じた骨欠損などは，大理石骨病成人患者のパノラマエックス線写真上でも頻繁に認められる．

石灰化が亢進し，脆弱となった難治性の骨が露出することになる．壊死組織除去術を試みると，さらに骨露出が生じて顎骨の健全性が大きく損なわれ，同時に病的骨折のリスクが生じる(図4-9)．大理石骨病による(あるいはビスフォスフォネート製剤による)露出骨は，起因菌としてもっとも一般的な Actinomyces 属に二次感染しないかぎり無痛性である．このような感染は，しばしば再発と慢性の経過をたどって軟組織の線維化を起こし，ときには開口障害を生じ，頻繁に口腔皮膚瘻に進展することもある(図4-10)．大理石骨病患者が罹患部をバンドエイドで覆い，歯科診療所を訪れるこ

43

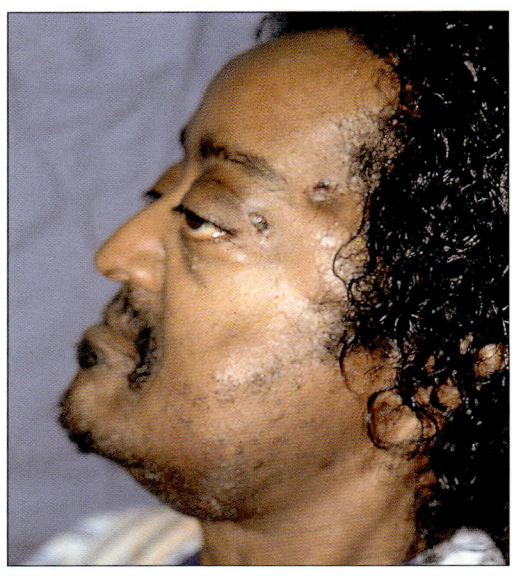

図4-10 大理石骨病に関連した口腔内骨露出の結果生じた，放線菌症による多発性皮膚瘻と硬くて線維性の腫瘤「lumpy jaw（こぶだらけの顎）」．

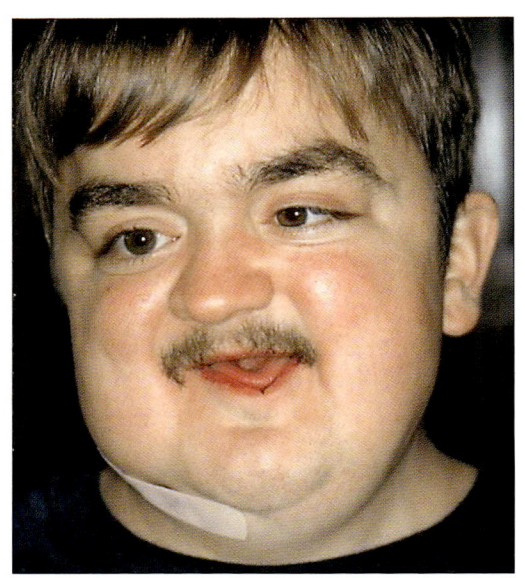

図4-11 大理石骨病患者は皮膚瘻をバンドエイドで覆って受診することが多く，この疾病の慢性的特徴と露出骨を受容していることを示している．

とは珍しくない．このことは瘻孔の慢性化の証拠であり，患者がこのような治癒の見込みがない合併症を受容していることを示している（図4-11）．

大理石骨病の治療

医科的管理

　現在のところ，いかなる医学的治療によっても本疾患の進行を逆転させることも遅延させることもできない．将来的には，骨髄移植ならびに／あるいは幹細胞治療が期待されているが，現時点での治療の主体は，医原性損傷の回避に加え，合併症の予防と管理である．大多数の患者は定期的な輸血とカルシウムの補給を必要とする．特に懸念すべき医原性リスクは，直接的喉頭鏡検査による四肢麻痺あるいは限局性麻痺で，通常全身麻酔のための気管内挿管が原因となる．頸椎が硬直し靱帯も不安定なため，直接的喉頭鏡による挿管中に頸部伸展

が要求される際に，歯突起骨折または頸椎脱臼が起こりやすい．その結果，脊髄を損傷し，限局性麻痺や四肢麻痺だけでなく，死に至ることもある（図4-12）．また，このような患者では挿管中，下顎骨に対しても多少軽度であるが同じような損傷リスクがある．喉頭鏡のテコになる部分を脆弱な下顎骨に直接当てるため，下顎正中部や下顎角の骨折のリスクが特に高くなる．

歯科的管理

大理石骨病の歯科的管理はビスフォスフォネート静注薬誘発骨壊死とまったく同じである．骨露出は永続的であり，骨の壊死組織除去という局所的外科処置は，骨露出を拡大する高リスクにつながり，病的骨折の危険性が増大することを患者には十分説明する（図4-2, 4-6を参照）．二次感染には抗生物質で対処する．アレルギーがない場合には，特にペニシリンVK 500 mgを1日4回投与し，0.12％クロルヘキシジンで1日3回含嗽させる．ペニシリンVKに治療抵抗性のある症例では，メトロニダゾール（フラジール）500 mgを1日3回の追加処方で大部分の感染を解決できる．ペニシリンにアレルギーのある患者にはレボフロキサシン（レバキン）500 mgを1日1回服用させ，難治性の症例ではメトロニダゾール500 mgを1日3回併用することでほとんどの二次感染を制御できる．大理石骨病の患者が歯科的障害ばかりでなく，周期的な

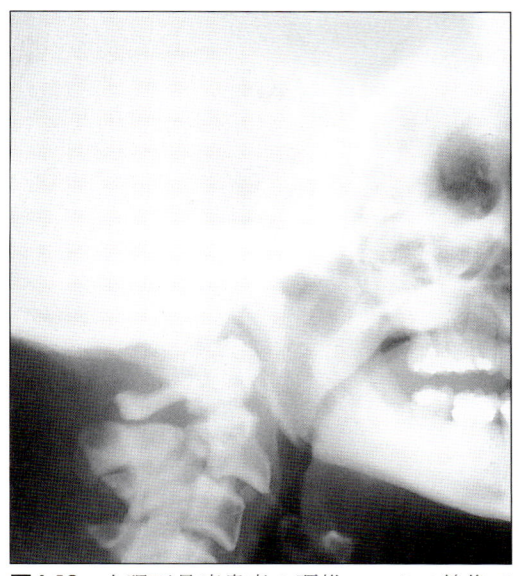

図4-12 大理石骨病患者の頸椎エックス線像でC2からC3に及ぶ亜脱臼ならびにC1（環椎）に骨折が認められる．気管挿管の際，頸部の伸展で麻痺が起こる危険性が強い．

感染の急性増悪に対しても非常に良く順応することは注目に値する．また，露出骨上に義歯を装着できる患者も少なくない（図4-13〜4-15）．歯科インプラント治療は大理石骨病患者には禁忌であり，言うまでもなくすべての骨が大理石骨病に罹患しているため，骨移植は事実上不可能である．

大多数の患者は何らかの骨露出が発現するまでは歯科医院を受診しないので，予防はほとんど不可能といってよい．しかし，大理石骨病の確定診断を受けているが，ま

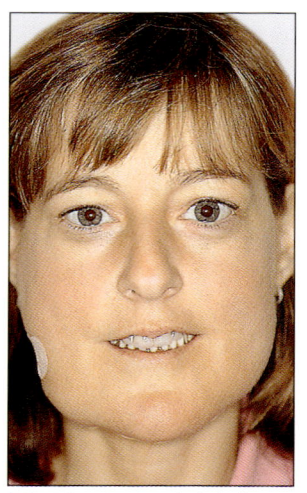

4 ｜ 大理石骨病：ビスフォスフォネート誘発顎骨壊死との発生類似性

図4-13 大理石骨病患者は，露出骨上の下顎義歯に適応し機能を果たすこともできる．

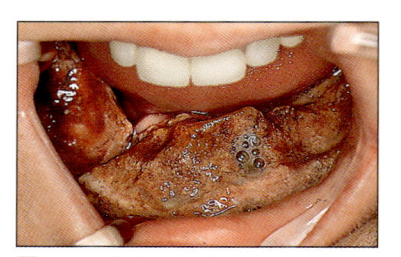

図4-14 変色した露出骨は，右側に線維軟骨性の癒合を示す骨折をともない，この患者の義歯の支台となっている．

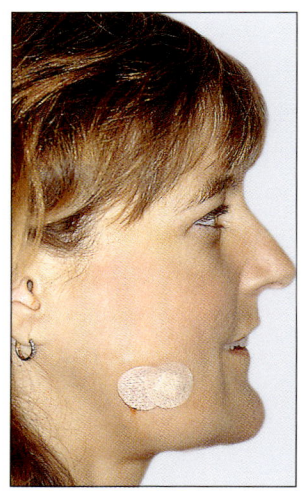

図4-15 壊死した下顎を保持することにより顔面プロフィールが整えられ，変形と気管切開の必要性も防いでいる．

だ骨露出が出現していない少数の患者や，骨露出が発現していない口腔の他部位に対しては，侵襲的な歯科処置を回避することが最善の予防法である．具体的には，大理石骨病患者は可能ならば抜歯，歯周外科手術，歯科インプラント埋入術，歯槽堤増大術，歯根端切除術は回避するべきである．さらに，明らかに重篤な症状が現れないかぎり，術後に骨露出が発現しやすいので埋伏歯の抜去は勧められない．う蝕に罹患している萌出歯はすべて修復されるべきだが，修復不能な場合には，抜歯を行うよりも歯冠を切削して根管治療することが望ましい．歯周疾患は歯石除去と0.12％クロルヘキシジンによる含嗽が最善の治療であり，歯周外科手術よりはドキシサイクリンを1クール投与するほうが良い．動揺歯は可能ならば歯を相互に固定するべきである．抜歯以外に治療手段がない場合には，骨の露出が予想されるので，この確実に起こりそうな結果を患者に説明すべきである．

参考文献

1. Marx RE, Stern DS. Oral and Maxillofacial Pathology: A Rationale for Diagnosis and Treatment. Chicago: Quintessence, 2002:36–38.
2. Marx RE. Pamidronate (Aredia) and zoledronate (Zometa) induced avascular necrosis of the jaws. A growing epidemic. J Oral Maxillofac Surg 2003;61:1238.
3. Dearden WF. Fragilitas ossum amongst workers in Lucifer Match fractures. Brit Med J 1899;2:270.
4. Dearden WF. The causation of phosphorous necrosis. Brit Med J 1901;2:408.
5. Marx RE, Stern DS. Oral and Maxillofacial Pathology: A Rationale for Diagnosis and Treatment. Chicago: Quintessence, 2002:762–765.
6. Benichou OD, Benichou B, Copin H, De Vernejoul MC, Van Hul W. Further evidence for genetic heterogeneity within Type II autosomal dominant osteopetrosis. J Bone Miner Res 2000;15:1900–1904.
7. Gorlen RJ, Cohen Jr, MM, Hennekam RCM. Syndromes of the Head and Neck, ed 4. New York: Oxford Univ Press, 2002:284–285.
8. Whyte MP, Royce PM, Steinmann B (eds). Osteopetrosis in Connective Tissues and its Heritable Disorders: Molecular, Genetic, and Medical Aspects, ed 2. New York: Wiley-Liss, 2002:789–907.
9. Cleiren E, Benichou O, Van Hul E, et al. Albers-Schoenberg disease (autosomal dominant osteopetrosis, type II) results from mutations in the CICN 7 chloride channel gene. Hum Mol Genet 2001;10:2861–2867.
10. Bollerslev J, Andersen PE Jr. Radiological, biochemical and hereditary evidence of two types of autosomal dominant osteopetrosis. Bone 1988;9:7–13.

ビスフォスフォネート静注薬誘発顎骨壊死のリスク，予防，処置

栗田　賢一　訳

臨床徴候

　第1章で述べたように，ビスフォスフォネート誘発顎骨壊死は，「ビスフォスフォネート製剤を投与されているか，あるいはその既往があり，顎骨への放射線治療の既往がなくて，上顎または下顎の骨露出が8週間以上継続した状態」をいう．必然的に，診断は放射線学的根拠や病理組織学的根拠よりも臨床的根拠に基づく．エックス線写真では，正常像を呈したり，また，細菌性骨髄炎や放射線性骨壊死の所見を示す(図5-1)．顕微鏡的には細菌叢をともなった非特異的骨壊死像であり，骨髄炎や放射線性骨壊死と同様の所見である(図5-2)．臨床所見と既往歴だけが，ビスフォスフォネート誘発骨壊死と他の骨や創傷の治癒遅延の病状とを鑑別できるであろう．

　ビスフォスフォネート静注薬誘発顎骨壊死は，乳がん，多発性骨髄腫，稀に前立腺がん，腎がん，肺がんなどの骨転移のコントロールに用いられるアレディア(パミドロネート)，またはゾメタ(ゾレドロネート)による重篤な副作用である．もともとは2002年の初め頃に注目されていたのだが[1]，2003年に初めてその病状が詳細に報告され[2]，以後は他の多くの著者らに認識されるようになった[3-8]．骨壊死の発症は，使用された特定のビスフォスフォネート製剤の効力と半減期に関係する．もっとも強力なゾメタは4 mg／月の投与が推奨されており，その投与量では6〜12か月で骨壊死を起こす[8]．アレディアを同程度の効力(すなわち90 mg／月)で投与すると10〜16か月で骨壊死が起きる[8]．これに比べれば，ビスフォスフォネート経口薬のフォサマッ

5 | ビスフォスフォネート静注薬誘発顎骨壊死のリスク，予防，処置

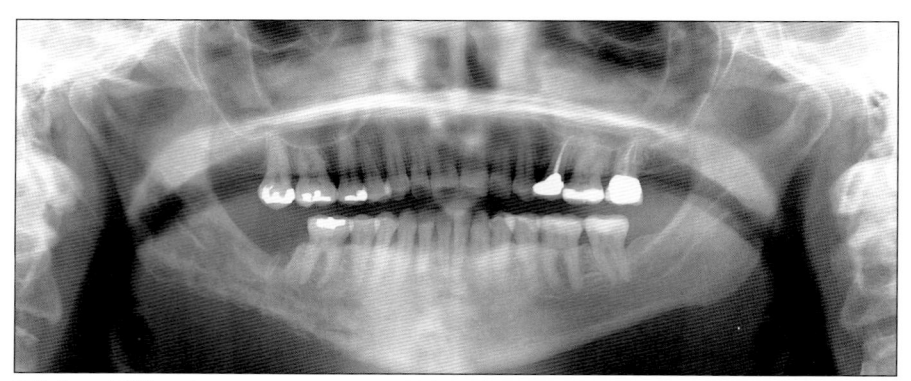

図5-1a 下顎のビスフォスフォネート誘発骨壊死のエックス線写真所見．

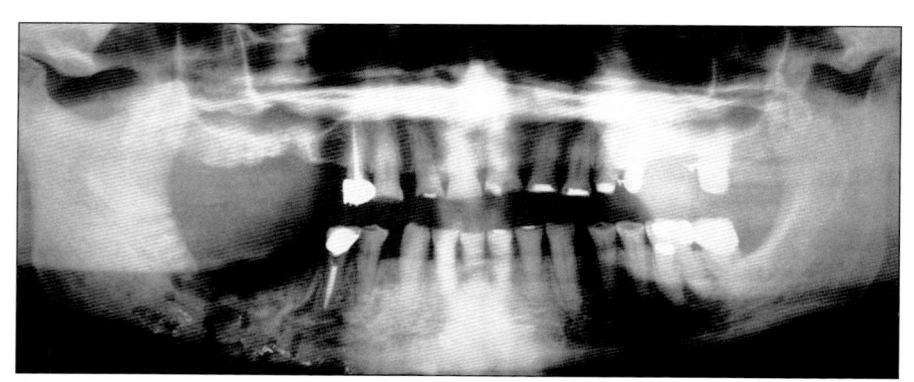

図5-1b 下顎の細菌性骨髄炎のエックス線写真所見．

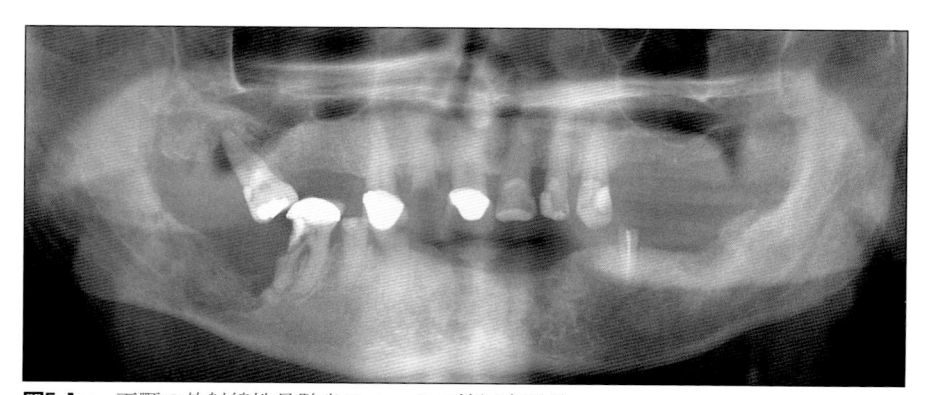

図5-1c 下顎の放射線性骨髄炎のエックス線写真所見．

臨床徴候

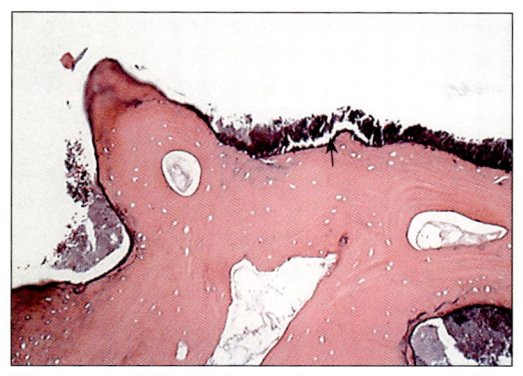

図5-2a 細菌性骨髄炎の骨表面にみられる細菌コロニー（放線菌）.

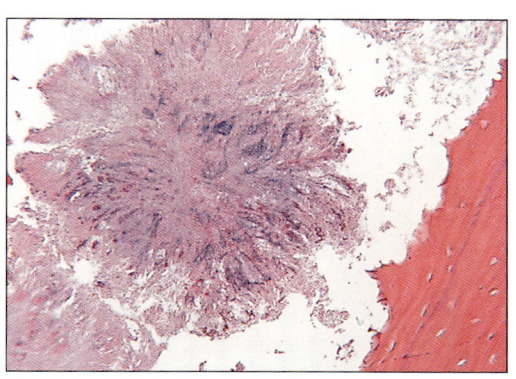

図5-2b ビスフォスフォネート誘発骨壊死の骨表面にみられる細菌コロニー（放線菌）.

ク（アレンドロネート）は，推奨されている10 mg／日もしくは70 mg／週の投与では骨露出を起こすのに3年以上を要する．これは経口投与では吸収がきわめて低く，半減期もわずかに短いためである（第6章参照）．

　ビスフォスフォネート製剤投与下の患者はすべてある程度の骨毒性に曝される．第2章で述べたように，成人の顎骨での代謝回転／骨再生は他の骨より10倍早く，結果としてビスフォスフォネート製剤による影響も10倍となる[9]．顎骨はビスフォスフォネート誘発骨壊死が唯一認められる部位であるが[8]，ビスフォスフォネート静注薬による発症率は低くても0.8％，高くて12％と言われている[10]．しかし，この発症率は過小評価であり，実際には5～15％であろう．したがって，潜在性の骨壊死は，骨露出の発症に至らない顎骨と同様に顎骨以外の骨にも間違いなく存在する．米国口腔顎顔面外科学会（AAOMS）によって発行されたビスフォスフォネート顎骨壊死に関する論文の見解によれば，こうした患者を「リスクのある（at risk）患者」と定義している．実際にこれらの患者は「ビスフォスフォネート関連骨壊死ステージ0」と表される．潜在性の障害が存在するという概念は，リンパ球性白血病ステージ0，扁平上皮内がん，放射線性骨壊死のように多くの疾患で頻繁に用いられてきたものである．たとえば，腫瘍致死線量の放射線治療を受けたすべての患者は放射線誘発性の組織傷害を受けるが，実際に放射線性骨壊死により骨露出を起こすのは6～12％である[11]．放射線による潜在性の障害は，「3つのH」組織，すなわち，細胞数減少，血管減少，低酸素の組織として知られており，放射線性骨壊死Stage 0と表される[12]．ビスフォスフォネート誘発顎骨壊死における潜在性の障害は，破骨細胞の減少やアポトーシスであり，

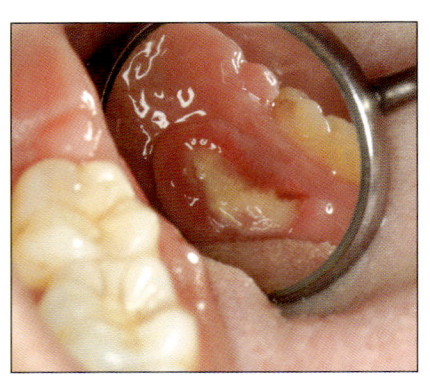

図5-3 疼痛がなく露出骨の最大径が1cm以下の場合は、ビスフォスフォネート誘発骨壊死ステージIaと表す。

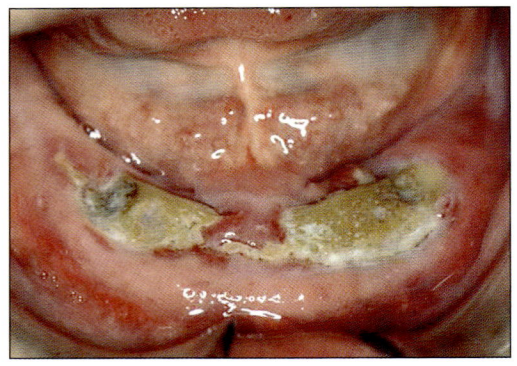

図5-4 疼痛がなく露出骨の最大径が1cmより大きい場合は、ビスフォスフォネート誘発骨壊死ステージIbと表す。

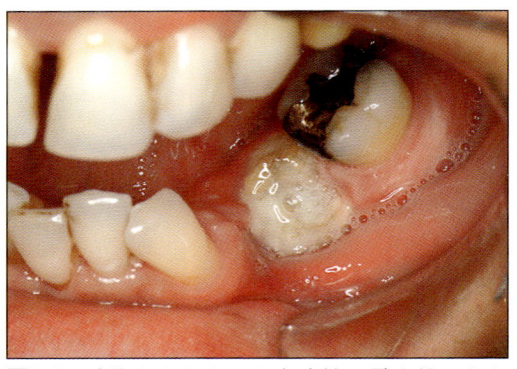

図5-5 感染をともなった有痛性の露出骨があり最大径が2cm以下の場合は、ビスフォスフォネート誘発骨壊死ステージIIaと表す。

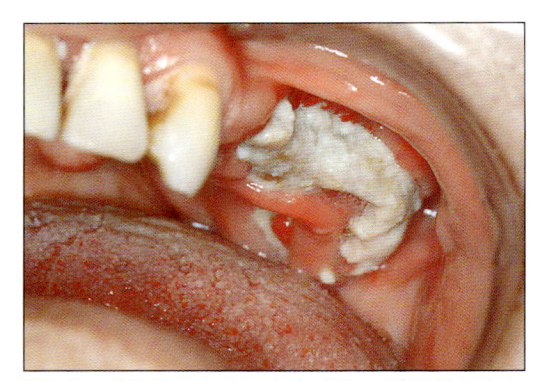

図5-6 感染をともなった有痛性の露出骨があり最大径が2cmより大きい場合は、ビスフォスフォネート誘発骨壊死ステージIIbと表す。

骨内骨芽細胞の減少や類骨産生能低下でもある[11]。

露出骨は壊死しているものの疼痛はなく、露出骨の最大径が1cm以下の症例は、「ビスフォスフォネート誘発骨壊死ステージIa」(図5-3)、最大径が1cmより大きいならばステージIb(図5-4)と分類される。単発性骨露出の症例で、露出骨の最大径が2cm以下で疼痛ならびに／あるいは臨床的感染を示す場合はステージIIa(図5-5)、2cmより大きく疼痛ならびに／あるいは臨床的感染を示す場合はステージIIb(図5-6)と分類される。多発性骨露出の症例で、著しい臨床的骨溶解や口腔皮膚瘻または病的骨折がない場合はステージIIIa(図5-7)、露出骨の最大径が3cmより大きいかもしくは著しい骨溶解(図5-8)、または口腔皮膚瘻(図5-9)、または病的骨折(図5-10)がある場合はステージIIIbと分類される。

臨床徴候

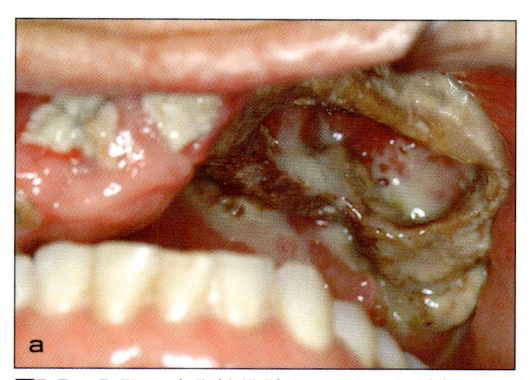

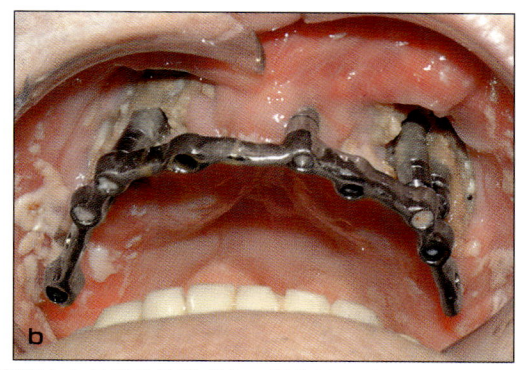

図5-7a, 5-7b 多発性骨露出があり，骨溶解や口腔皮膚瘻または病的骨折がない場合は，ビスフォスフォネート誘発骨壊死ステージⅢaと表す．

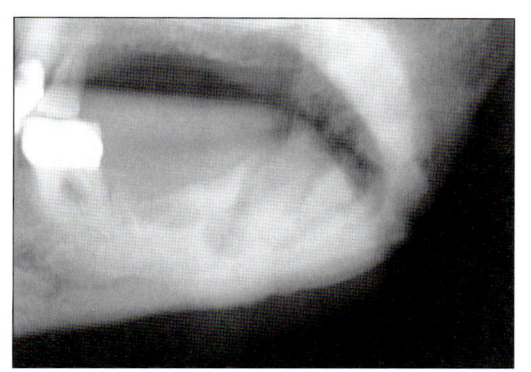

図5-8 著しい骨溶解をともなった骨露出はビスフォスフォネート誘発骨壊死ステージⅢbと表す．

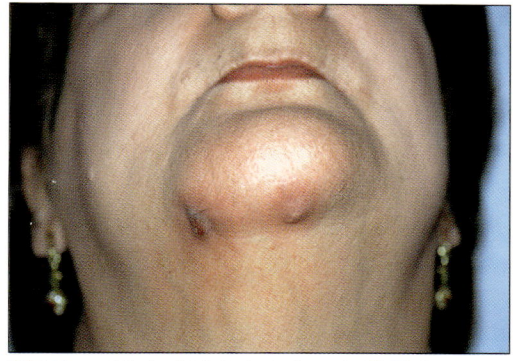

図5-9 口腔皮膚瘻をともなった骨露出はビスフォスフォネート誘発骨壊死ステージⅢbと表す．

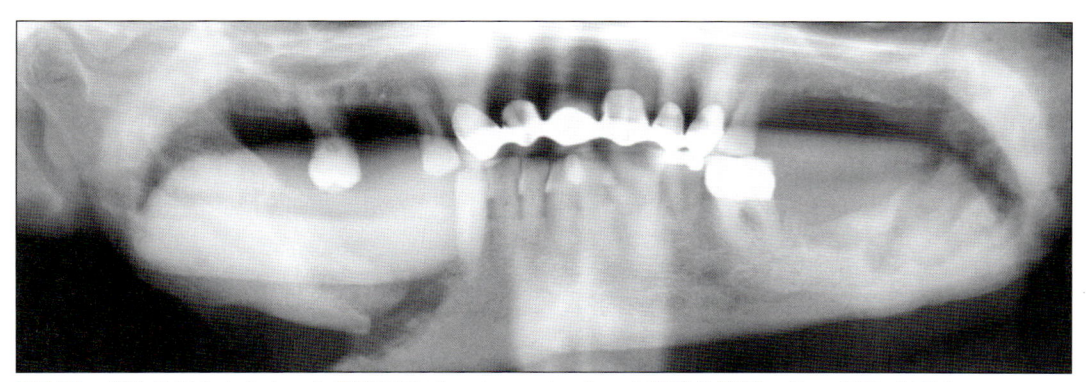

図5-10 病的骨折をともなった骨露出はビスフォスフォネート誘発骨壊死ステージⅢbと表す．

53

研究結果によれば31％の症例は無症候性の骨露出であり，69％は有痛性の骨露出であった[8]．下顎に発症したのは68％で，上顎は28％，上下顎同時に発症したのは4％であった[8]．上下顎ともにもっとも罹患しやすい部位は臼歯部であり，下顎臼歯部が65.5％，上顎臼歯部が22.5％で，合わせて88％の症例であった．臼歯部罹患の原因は，咬合圧，インプラント，可撤性義歯により強い咬合力が臼歯部歯槽骨に加わる結果であり，高い骨代謝回転／骨再生速度を起こすので，ビスフォスフォネート製剤の作用を受けやすくなるためであろう．

いったん骨露出が起こると，たとえビスフォスフォネート注射薬の中断ならびに／あるいは局所的に壊死組織除去術が行われても，骨露出は持続することが予想される．ごく稀にはビスフォスフォネート注射薬の中止や局所的壊死組織除去術により改善するが，ほとんどの場合には局所的壊死組織除去術により露出骨の拡大と症状の悪化をまねく．

ビスフォスフォネート静注薬誘発骨壊死の進行に関与する病的併存状態

病的併存状態がビスフォスフォネート誘発顎骨壊死の進行に関与することは論を待たないが，少なくともがん患者群においては，この種の骨壊死がビスフォスフォネート製剤以外に起因することを提唱するのは誤りである．読者に知ってほしいことは，本章で述べる病的併存状態がビスフォスフォネート製剤の使用なしに骨壊死を惹起することはなく，骨壊死の多くは病的併存状態がなくてもビスフォスフォネート経口薬のみで発症するということである．病的併存状態の影響は，臨床的な骨露出の発病時期を早めたり，骨露出の進行の度合いや重症度を増大することに限定される．

医科的病的併存状態

がんの骨転移による骨溶解のためにビスフォスフォネート製剤が静脈投与されている患者にとって，もっとも重要な医科的病的併存状態は言うまでもなくがんそのものである．RANKLや他の破骨細胞活性因子に加えて，がん細胞は一連のサイトカインを産生し，広い意味で，正常組織の恒常性を抑制し，がん細胞への血流増加と増殖を促進する．もっとも重要な例としては，悪

性腫瘍によって発症する高カルシウム血症があり，まさにビスフォスフォネート静注薬の適応となる．がん細胞によって産生される副甲状腺ホルモン様ペプチドは，原発性副甲状腺機能亢進症と類似の高カルシウム血症を起こすので「腫瘍随伴性症候群」として知られている．腫瘍随伴性症候群としては，悪性腫瘍由来の高カルシウム血症の他に，抗利尿ホルモン分泌異常症候群（SIADH）や腫瘍随伴性天疱瘡の2つが良く知られている．

ビスフォスフォネート製剤の静脈内投与が主な適応となる3つの悪性腫瘍（転移性乳がん，転移性前立腺がん，多発性骨髄腫）のみならず，すべてのがんは組織治癒にある程度の影響を与える．さらにがん患者のほとんどは化学療法や維持化学療法を受けている．これらの薬剤は疑いもなく細胞毒性があるものの可逆性であり，薬剤単独で骨壊死を起こすことはないことが知られている．こうした患者の約55％はステロイド療法を受けており，デキサメタゾン（デカドロン，American Pharmaceutical社）がほとんどの症例で用いられている．コラーゲン合成ひいては創傷治癒に対するステロイドの効果はよく知られている．デキサメタゾンは特異的に細胞膜を安定化し，浮腫や静脈内薬剤投与に対する反応を防止するが，コラーゲン合成に対する効果はプレドニゾンや他の異化ステロイド剤より低い．ビスフォスフォネート静注薬誘発顎骨壊死の患者で，ステロイド投与を受けていないのは，顎骨壊死を発症したすべての患者集団の45％であった．この事実は，デキサメタゾンがビスフォスフォネート誘発骨壊死に対し原因的役割を果たしているという提案を否定し，デキサメタゾン投与を重要な病的併存状態の1つと見なすものである．また，患者によっては，喫煙，慢性閉塞性肺疾患，糖尿病，加齢などは，さまざまな程度に創傷治癒を阻害するようにはたらくが，定量的評価の困難な病的併存状態である．

歯科的病的併存状態

ビスフォスフォネート誘発骨壊死のいくぶん珍しい特徴は，歯科的病的併存状態が医科的病的併存状態よりさらに重要な役割を果たすことである．顎骨壊死を防止する多くの方策は，これらの病的併存状態に関する知識と理解に基づく必要がある．

もっとも一般的な歯科的病的併存状態は活動性歯周炎である．この病変における細菌性炎症の過程は通常，歯槽骨の骨リモデリング活性を増大させる．すなわち，骨吸収速度が骨新生速度を上回り，骨の生存力維持と連動する歯槽骨の喪失に至る．しかしながら，ビスフォスフォネートが歯槽骨に沈着するとリモデリングを抑制し，骨吸収よりはむしろ骨壊死に至る．ある研究によれば[8]，ビスフォスフォネート静注薬誘発骨壊死患者の84％に活動性歯周炎が見られ，う蝕は29％，歯性膿瘍は13％，根管治療の失敗は11％に見られた．こうした病的過程は，骨の生存力を維持するために，骨

表5-1　ビスフォスフォネート静注薬誘発骨壊死の発症契機（N＝152）

契機	症例数	パーセント
自然発症（契機なし）	38	25.0
う蝕による抜歯	25	16.5
歯周炎による抜歯	26	17.1
根管治療の失敗による抜歯	4	2.6
制御不能な歯周炎	40	26.3
歯周外科手術	14	9.2
選択的歯科インプラント手術	4	2.6
歯根端切除術	1	0.7

吸収と新生骨添加（活動性骨）をともなう炎症性骨反応を引き起こす．ビスフォスフォネートが蓄積すると，この自然な過程が阻害され，骨壊死に至る．

ビスフォスフォネート静注薬誘発骨壊死の発症契機

　著者らが治療したビスフォスフォネート静注薬誘発骨壊死症例のうち25%が自然発症であったが，75%は歯科的病的併存状態を解決するために実施されるか，あるいは選択的に行われるある種の侵襲的歯科処置が契機となり発症していた．これらの研究では，約36%の症例が抜歯を契機に発症し，その内訳は修復不可能なう蝕によるもの16.5%，治癒の見込みがない歯周疾患によるもの17.1%，根管治療の失敗によるものが2.6%であった．手術的損傷がまったくないにもかかわらず活動性歯周疾患の進行途中で発症した症例が26%以上であったのに対し，歯周外科手術後に発症した症例は9.2%であった．選択的な歯科インプラント埋入手術と歯根端切除術から発症したのはそれぞれ2.6%と0.7%であった（表5-1）．

　これらすべての症例において共通した要因は，歯槽骨に対する手術に関連した損傷あるいは炎症性の傷害である．外科的損傷や炎症による傷害に対する骨の反応は，骨吸収とリモデリングである．もし，このような骨反応がビスフォスフォネートの破骨

細胞に対する骨吸収抑制効果により阻害されるならば，骨は治癒せず壊死に陥るであろう．露出した壊死骨自体は神経支配がないために痛みを生じないが，ときには，二次的細菌感染により露出骨周囲の健常組織に炎症を起こし，疼痛を生じる．したがって，25％の症例では，ビスフォスフォネートが大量に歯槽骨に沈着して正常な骨代謝回転と骨再生を阻害した結果，自然発生的に骨壊死と骨露出を起こしているのに対し，75％の症例ではビスフォスフォネートによる骨再生阻害作用が不完全なためである．それでもなお，ビスフォスフォネートは，正常な治癒過程の一部として骨代謝回転速度を増大し自己再生するという骨の適応力を阻害し，結局は骨壊死と骨露出を発症させるのである．

推奨される予防法と治療法

ビスフォスフォネート静注治療開始前

　75％の症例が外科的歯科損傷や制御不能な歯科的炎症性疾患に対する反応で発症することから，ビスフォスフォネート誘発顎骨壊死を阻止するもっとも有効な方策は，ビスフォスフォネート治療が開始された後では，いかなる侵襲的な歯科手術も回避し，存在する炎症性歯科病変を除去することである．腫瘍専門医は，ビスフォスフォネート静注治療の適応となるすべての患者を，緊急の診査のために経験豊富な歯科医や口腔顎顔面外科医に対診させるならば，有意義なアドバイスが得られるであろう．腫瘍治療と歯科治療の両専門医間の密接な情報交換がきわめて重要である．さらに包括的がん治療の一環として，可能ならばビスフォスフォネート静注治療を2〜3か月延期し，その期間内に歯科医療チームが顎骨壊死の誘因を除去し，最善の歯科的健康状態を達成することが推奨される．患者が定期的に検診を受けてプラークコントロールが維持されるならば，2〜3か月以内でこの目標は達成しうる．患者が歯科衛生指導やプラークコントロール維持を受けてこなかった場合には，歯科医療チームは将来的な抜歯の必要性の予防，歯周疾患の除去，プラークコントロールに関連した患者教育などを目指した治療を優先することになる．明らかに膿瘍形成している歯や修復不能な歯(図5-11)，ならびに歯周疾患のため救済不能な歯(図5-12)は必ず最初に抜歯し，ビスフォスフォネート治療開始までに骨再生と治癒のため最大限の時間を確保しなければならない．つぎに，う蝕コントロール，保存処置，根管治療，歯周外科を含む歯周治療などが優先されるべきである．続いて固定性や可撤性の部分床義歯あるいは粘膜負担全部床義歯の治療が行われる．これらの患者は，歯科インプラントの対象にはならない．なぜならば，インプラントは歯肉溝上皮付着がなく，オッセオイ

5 | ビスフォスフォネート静注薬誘発顎骨壊死のリスク，予防，処置

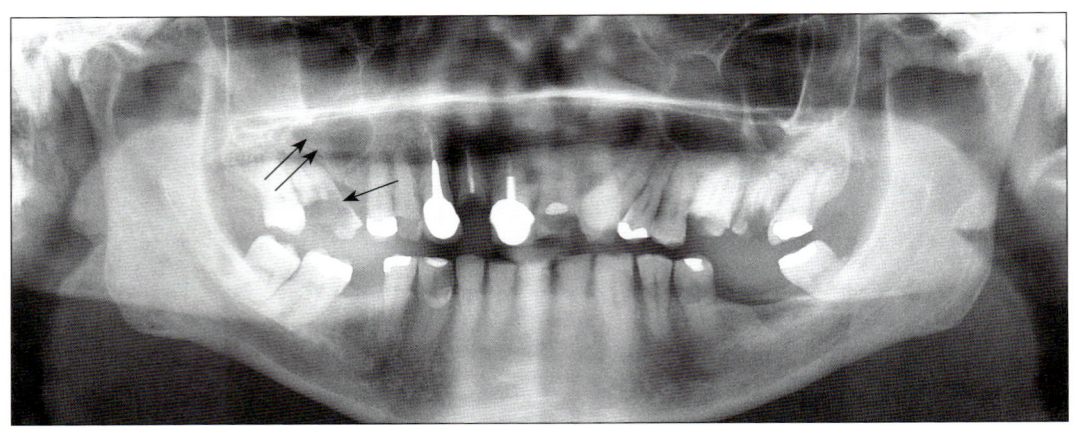

図5-11 修復不能な歯（矢印）や膿瘍を形成している歯（二重矢印）は，一連のビスフォスフォネート静注薬投与開始前の抜歯が推奨される．

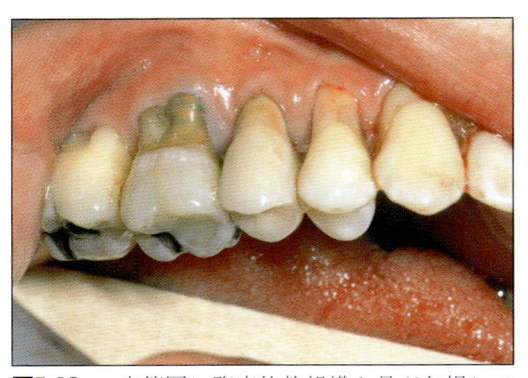

図5-12a 広範囲に臨床的軟組織と骨が欠損している歯は，一連のビスフォスフォネート静注薬投与開始に先立って抜歯の適否を評価すべきである．

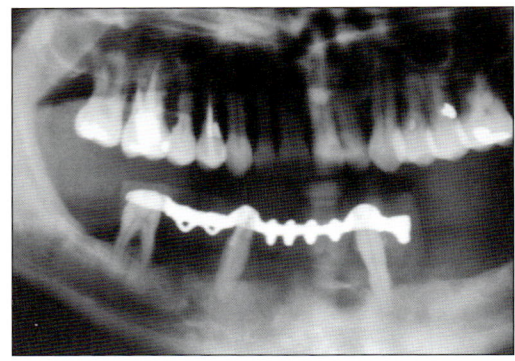

図5-12b エックス線写真上，広範囲な骨欠損が明らかな歯は，一連のビスフォスフォネート静注薬投与開始に先立って抜歯の適否を評価すべきである．

ンテグレーション維持に骨リモデリングを必要とするため，インプラントから骨壊死を起こす危険性がきわめて高くなるからである．もし埋伏歯が骨や軟組織で完全に覆われているならば，そのまま放置すべきであり（図5-13），少しでも口腔と交通しているならば，治療計画の一部として早期に抜歯することが推奨される（図5-14）．同様に小さな孤立性骨隆起（図5-15）は除去する必要はないが，大きくかつ／または多小葉型の舌側骨隆起や薄い口腔粘膜に覆われた口蓋隆起（図5-16）は，ビスフォスフォネート静注治療開始前の歯科治療期間内で早期に除去することが望ましい．抗菌薬の予防投与は非侵襲的歯科処置には必要ないが，がん患者では感染リスクは平均以上に高いので，侵襲的歯科処置に対しては推奨される．抗菌薬には処置中にペニシリンを用い，処

推奨される予防法と治療法

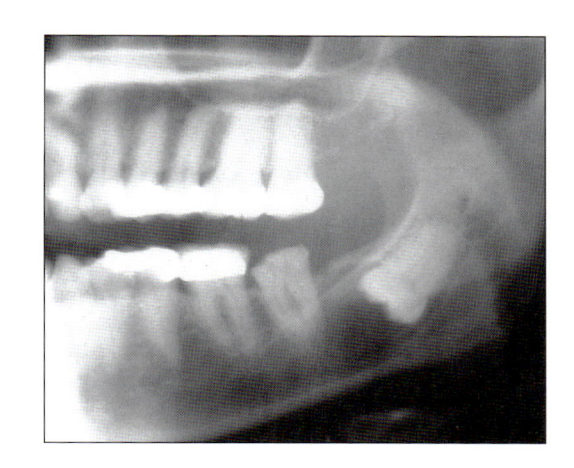

図5-13 軟組織に完全に覆われている完全もしくは部分的骨性埋伏歯は放置することが望ましい.

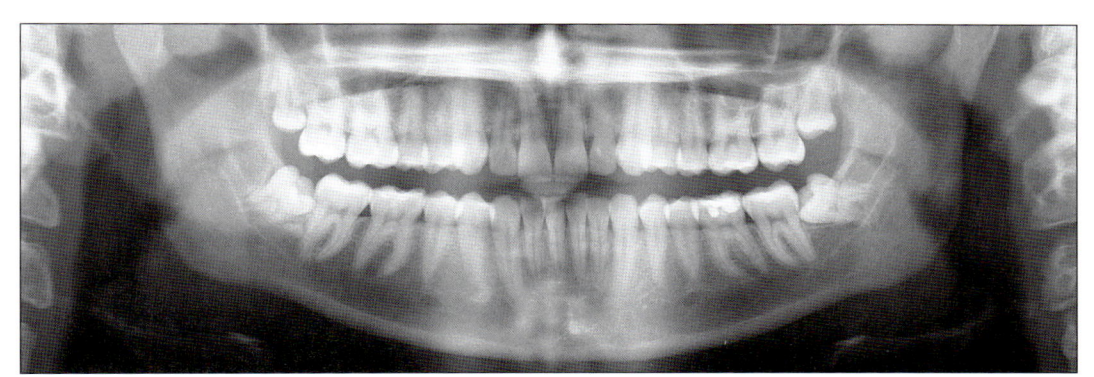

図5-14 口腔に交通している埋伏歯は，一連のビスフォスフォネート静注薬投与開始に先立って抜歯の適否を評価すべきである.

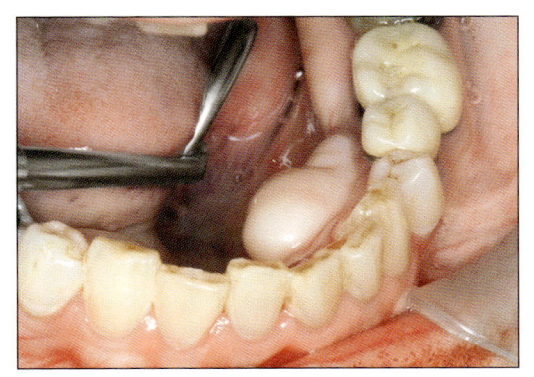

図5-15 単発性骨隆起は一連のビスフォスフォネート静注薬投与開始に先立って除去する必要はない.

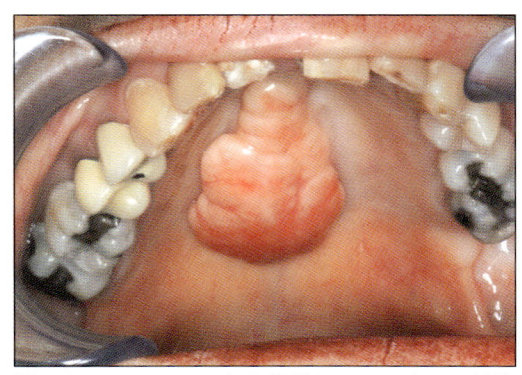

図5-16 このような多小葉型あるいは大きな骨隆起は，一連のビスフォスフォネート静注薬投与開始に先立って除去を考慮すべきである.

59

置後5日間はペニシリンVK 500 mgを1日4回投与する．ペニシリンアレルギーの患者には，二次的な選択としてレボフロキサシンを処置の1〜2時間前に500 mg投与し，術後5日間1日1回投与する．または，アジスロマイシンを処置の1〜2時間前に500 mg投与する．同様にエリスロマイシンやドキシサイクリンの適切な投与量も有効である．クリンダマイシンは*Eikenella*と*Moraxella*種に対して抗菌性がなく，ビスフォスフォネート誘発顎骨壊死部にみられる*Actinomyces*に対して抗菌性が低いので，単独投与は推奨されない．

原則として，歯面清掃(予防)，フッ素塗布，修復処置，義歯調整などの非侵襲的な歯科的ケアのためにビスフォスフォネート静注治療を延期する必要はない．もし，ビスフォスフォネート静注治療の適応症ががん転移で2〜3か月間も保留できない場合には，ビスフォスフォネート静注治療を先行し，ただちに開始するべきである．それでもなお，歯科医療チームはビスフォスフォネート静注薬が歯槽骨に蓄積し，骨壊死の危険性が投与ごとに増大することを理解し，ただちに同様のケアを考慮に入れなければならない．患者に対してもその危険性について説明しなければならない．われわれの最近のデータによれば，ビスフォスフォネート静注薬誘発顎骨壊死は最小でも5〜6回の投与後に発症することがわかった．したがって，ビスフォスフォネート静注薬投与と同時に歯科的ケアを開始し，理想的ではないが，まず感染除去を目的とした侵襲的歯科処置を行い，骨壊死のリスクを減らし将来の侵襲的処置の必要性を回避できるようにする．

ビスフォスフォネート静注治療中

現在，歯科専門職は経静脈や経口でのビスフォスフォネート製剤投与患者における顎骨壊死の危険性に対して注意を払うようになっている．歯科医療提供者は，患者の歯科／医科の既往歴において，経静脈と経口の投与形態を明確に区別して，ビスフォスフォネート投与の有無を問診しなければならない．なぜならば，薬剤の投与期間，病的併存状態，病状の程度についてその危険性が異なるからである．全身的既往歴には，薬剤名，対象疾患，投与経路と回数，投与期間と併用薬剤が含まれなければならない．ビスフォスフォネート静注薬に特異的な歯科既往歴には，骨露出の有無，歯の動揺度，持続的な骨内深部痛，瘻孔，間歇性腫脹，最近の歯肉退縮などが含まれるべきである．

今や医科専門職も，ビスフォスフォネート静注薬が顎骨壊死に関係するという危険性に気づいている．特に腫瘍専門医は，他の医療提供者と同様，ビスフォスフォネート静注薬が投与されているすべての患者を，初期診査と監視計画のために，経験豊富な歯科医もしくは口腔顎顔面外科医に対診させなければならない．

推奨される予防法と治療法

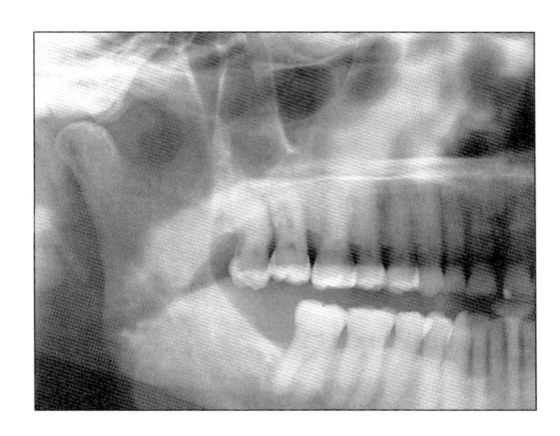

図5-17 歯槽硬線の減少と喪失は，歯槽骨に対するビスフォスフォネートの毒性を示す一つの初期徴候である．

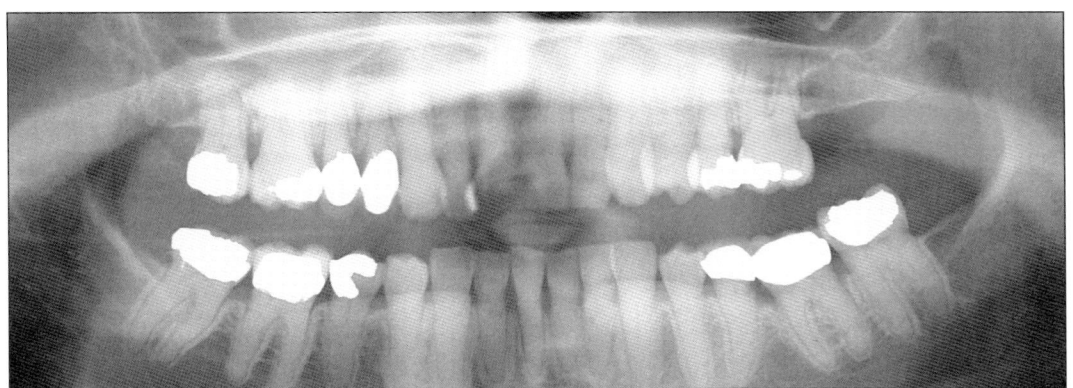

図5-18 歯槽硬線の硬化と歯根膜腔の拡大は，歯槽骨に対するビスフォスフォネートの毒性を示す初期徴候である．

　歯科医療チームは露出骨の有無について，下顎舌側後方の皮質骨と骨隆起部位には特別の注意を払いながら，口腔内を慎重に診査すべきである．パノラマエックス線写真が推奨されるが，すべてのエックス線写真は，明らかな骨溶解や歯槽骨部の広範な透過性亢進について読影されなければならない．歯根膜腔と歯槽硬線には特別の注意を払わなければならない．なぜならば，歯根膜腔の拡大と歯槽硬線の硬化や喪失は，歯槽骨に対するビスフォスフォネートの潜在的毒性を示すものだからである(図5-17, 5-18)．大多数の症例では，下顎大臼歯部における典型的な根分岐部病変と同様の所見を呈する．

　ビスフォスフォネート静注治療を受けている患者に対する歯科処置の目標は，適切な歯科・口腔の健康を保ちあるいは維持

5 | ビスフォスフォネート静注薬誘発顎骨壊死のリスク，予防，処置

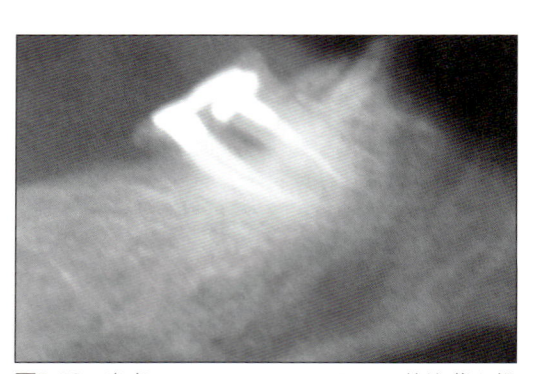

図5-19 患者がビスフォスフォネート静注薬を投与されているならば，修復不能な歯については，抜歯よりも根管治療と歯冠切断のほうが適切な選択である．

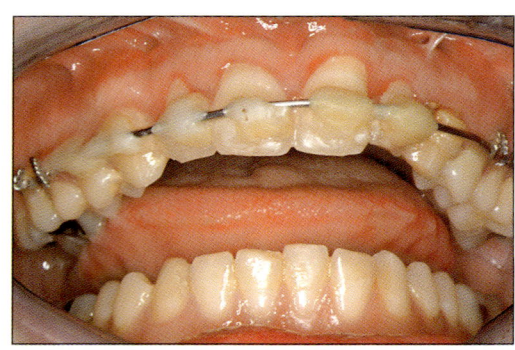

図5-20 患者がビスフォスフォネート静注薬を投与されているならば，1＋あるいは2＋の動揺度の歯に対しては，抜歯よりも連結固定するほうが適切な選択である．

し，それによって顎骨壊死の発症を防ぐことである．したがって，抜歯，歯周外科手術，歯科インプラント埋入手術，歯槽堤増大術，歯根尖手術のような侵襲的歯科処置は，できるならば避けるべきである．もし歯がう蝕のため修復不能ならば，抜歯するよりは根管治療後に歯冠切除することが望ましい（図5-19）．同様に，1＋または2＋の動揺を示す歯は抜歯せず連結固定すべきである（図5-20）．膿瘍形成をともなうか動揺度が3＋ないし4＋の歯は，骨壊死がすでに存在し，露出骨が炎症性肉芽組織で覆われているという可能性が高い証拠である．このような状況では，本章の前半に記述したように，抜歯して抗菌薬を投与するのが唯一の方法である．しかし，患者に対しては，治癒不良の骨露出をともなった骨壊死が進行する危険性が非常に高いことを初めに説明し，施術に関して十分なインフォームドコンセントを得なければならない．

顎骨への選択的手術は強く控えるが，通常の予防処置（たとえば，歯面清掃や歯肉縁上スケーリング）や必要な修復処置（たとえば，歯冠修復，固定性ブリッジ，インプラントで保持されない可撤性の部分床あるいは全部床義歯）は控えるべきではない．現状の歯周疾患は，治療担当の歯科医あるいは歯周病専門医の判断に従って，歯肉縁上スケーリング，0.12％クロルヘキシジンによる含嗽，ドキシサイクリン投与などにより

推奨される予防法と治療法

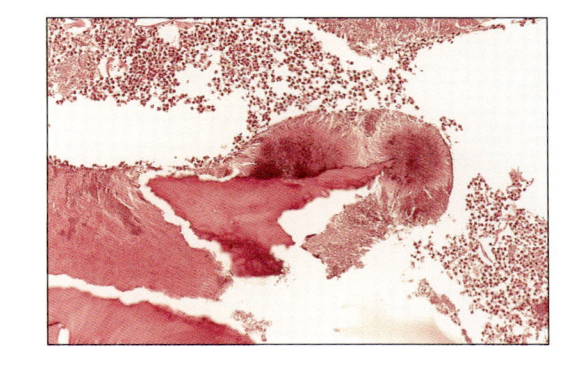

図5-21 細菌侵入によりコロニーが形成されると露出骨は有痛性となる．ここでは微生物のコロニー形成が骨表面で見られる．細菌コロニー周囲の炎症性細胞に注目．

非観血的に処置されなければならない．義歯は治療担当の歯科医あるいは補綴専門医の判断により，過剰圧により潰瘍形成していないかを定期的に診査し，必要に応じて調整やリベースすべきである．

骨壊死をすでに発症した患者

腫瘍専門医や歯科医によって顎骨に露出骨が確認されたなら，露出骨の状態や非可逆性について情報を提供し，必要に応じて腫瘍専門医や他の専門医と協力して今後の処置を行うため，患者を口腔顎顔面外科医に対診させるべきである．

著者は罹患した患者に対して，この腫の顎骨壊死はビスフォスフォネート療法の毒性作用によって生じた顎骨における骨の死亡であると説明している．さらに患者には，ビスフォスフォネート製剤は骨内でのがんの拡大を制御するのには有用であるが，顎骨はビスフォスフォネート製剤投与の影響が他の骨より10倍感受性が高いと話している．また，骨露出はほぼ永久的であり，壊死骨の除去，皮弁や移植組織による被覆，骨鋭縁の整形などの試みはほとんどすべて失敗し，露出骨がさらに生じて症状も悪化し，病的骨折のリスクも増大すると，著者は説明している．露出骨自体は壊死に陥っても神経支配を受けていないので疼痛はないが，ときには露出骨に細菌が侵入してコロニーを形成すると，疼痛をともなう二次感染が生じることもある（図5-21）．したがって，患者にはある程度の骨露出を受

容してもらい，二次感染の予防および／あるいは疼痛の制御が治療の主体となる．このような方針により，90％の患者において無痛状態で正常な機能を営ませることができたと報告されている[8]．

著者は骨壊死の臨床ステージにより，それぞれに特異的な治療スケジュールを推奨している．

- **ステージ0
  または「リスクのある患者」**

本章の最初に概説した予防処置：
1．現状の炎症性歯科的病因の除去
2．可能ならばビスフォスフォネート静注治療を2〜3か月延期し，その間に歯科受診させて顎骨壊死の誘因を除去し，適切な歯科的健康を確保する．
　a．膿瘍形成の歯，修復不能な歯，歯周病で救済不能な歯を初めに抜歯する．
　b．う蝕コントロール，歯冠修復，根管治療，歯周治療（歯周外科を含む）を行う．
　c．固定性または可撤性義歯に関連する治療を行う．
　d．埋伏歯は口腔と交通がないかぎり抜歯しない．
　e．小さな単発性骨隆起は放置するが，大きな多小葉型の下顎舌側骨隆起や大きな口蓋正中骨隆起は切除する．
　f．がん患者において侵襲的歯科処置を行う際には抗菌薬予防投与が推奨される．

- **ステージ Ia, Ib**

無症候性露出骨は無処置または0.12％クロルヘキシジンによる口腔含嗽を1日3回行う．

- **ステージ IIa, IIb, IIIa**

疼痛をともなった感染は抗菌薬投与と0.12％クロルヘキシジンによる口腔含嗽を要する．下記の3通りの効果的治療法がある：

治療法A

0.12％クロルヘキシジンによる口腔含嗽を1日3回行い，ペニシリンVK 500 mgを1日4回投与すべきである．この治療は継続して行われるべきである．開業医によっては長期の抗菌薬使用について懸念する者もいるが，ペニシリンVKは長期使用が可能であり，毒性もない．耐性菌の出現やアレルギー反応がなく数年や十年単位での使用もできる．持続的療法として，ペニシリンVKはリウマチ性心疾患[13]や難治性骨髄炎[14]にも用いられる．著者もペニシリンVKをビスフォスフォネート顎骨壊死や細菌性硬化性骨髄炎の患者に長期間使用し，合併症がないことを経験している[15]．ビスフォスフォネート静注薬誘発顎骨壊死の患者では，疼痛と感染を制御するという利点のほうがペニシリンVKの長期使用による副作用を上回る．

治療法B

ペニシリン長期治療の作用に抵抗感のある開業医もしくは患者は，疼痛が制御でき

るまで0.12％クロルヘキシジンによる１日３回の口腔含嗽とペニシリンVK 500 mgの１日４回投与の治療を行うべきである．その後にペニシリンを中断しても，0.12％クロルヘキシジンによる口腔含嗽は継続すべきである．疼痛制御が必要になったらペニシリンVKを再開する．

治療法Ｃ

ペニシリンアレルギーや治療法Ａもしくはｂの施行後の経過観察でペニシリンが無効になった場合には，0.12％クロルヘキシジンによる口腔含嗽を１日３回行い，ペニシリンに代わる抗菌薬を用いるべきである．

ペニシリンの代替抗菌薬療法は下記のとおり：

1. ドキシサイクリン500 mgを１日１回投与する．毒性が低いので，（治療法Ａのように）持続的に用いるか，（治療法Ｂのように）症状発現時のみに投与する．
2. レボフロキサシン500 mgを１日１回投与する．長期使用の毒性を考慮して治療法Ｂのように症状発現時のみに使用する．
3. エリスロマイシン400 mgを１日３回投与する．長期使用による毒性を考慮して，（治療法Ｂのように）症状発現時のみに使用する．

注：ペニシリン，ドキシサイクリン，レボフロキサシンの単独投与で難治性の症例には，メトロニダゾール500 mgを１日３回追加投与すると，疼痛と感染が制御されることがある[8]．しかし，メトロニダゾールの長期使用の毒性を考慮して，10日間以内の繰り返し投与とする．

・ステージ IIIb

ステージIIIbの骨壊死症例のうち，患者が骨溶解，病的骨折，瘻孔の状態を許容するならば，治療法Ａ，Ｂ，Ｃのいずれかで姑息的に対応できる．しかし，根治的治療を希望する患者では，ステージIIIbの骨壊死は歯槽骨切除もしくは区域切除により治療される．患者によっては，疼痛と感染が0.12％クロルヘキシジンの口腔含嗽と抗菌薬投与によっても制御できないことや，骨壊死が疼痛をともなう病的骨折に進行することもある．このようなごく少数の症例では─著者が診察したビスフォスフォネート静注薬誘発顎骨壊死の全症例の約５％にしか見られないが─顎切除が有効である．もし骨壊死が下顎に発症したら，歯槽骨切除や区域切除が必要となる．もし周囲軟組織に重篤な感染があり化膿しているならば，再建用チタンプレートによる即時再建は推奨されない．その理由は感染が拡大し，プレートとスクリューの緩みを生じる危険性が高いからである（図5-22）．この場合には再建手術は３か月間，あるいは感染が消退して，骨露出の再発がまったくないことを確認できるまで延期しなければならない．再建プレート周囲に露出骨と感染が残存している症例では，完全な治癒を得るためには骨切除の追加とプレート除去が必

5 | ビスフォスフォネート静注薬誘発顎骨壊死のリスク，予防，処置

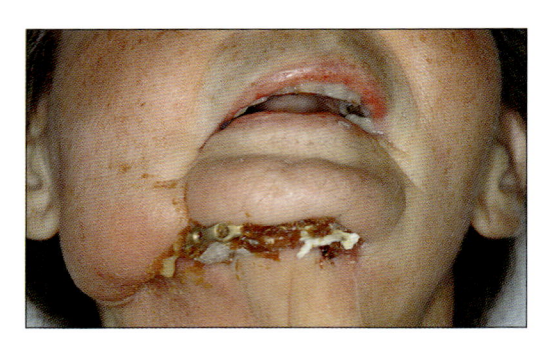

図5-22a 明らかに感染している軟組織内に，顎切除とプレート再建を施行したために生じた排膿をともなうプレートと骨露出．

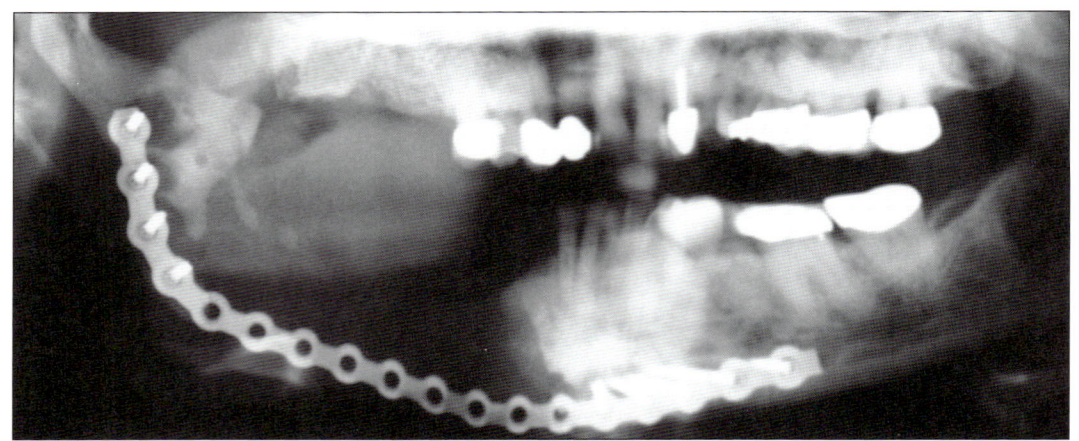

図5-22b スクリューの緩みと骨溶解をともなって残存した骨壊死．

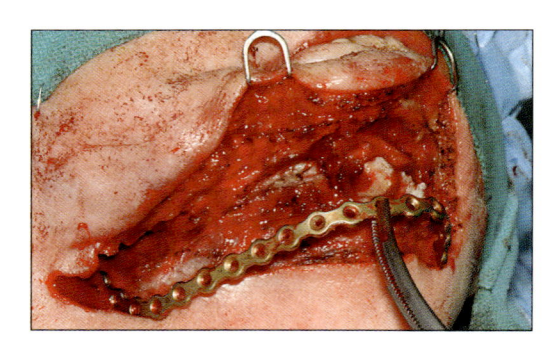

図5-23 露出したプレート周囲に残存した感染を消退させるには，プレート除去と追加切除と同様に適切な抗菌薬投与が必要である．

推奨される予防法と治療法

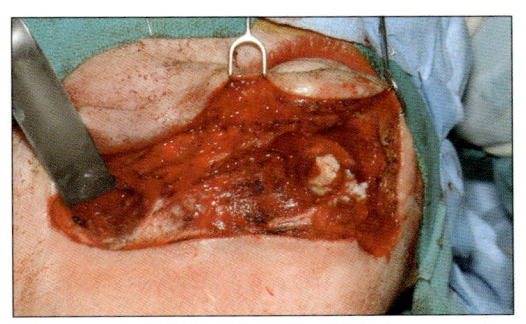

図5-24a 切除断端を注意深く観察すると，ビスフォスフォネート誘発骨壊死の残存を示す石灰化亢進した骨と，ぼろぼろに崩壊した骨断端が見られる．

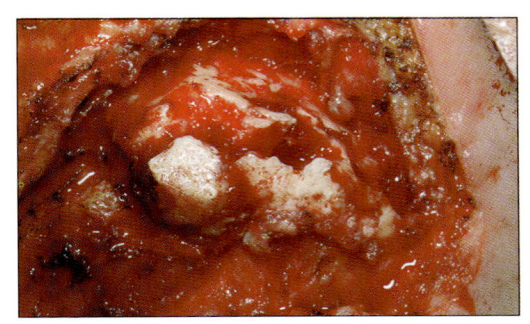

図5-24b プレートの動揺による皮質骨の侵食．

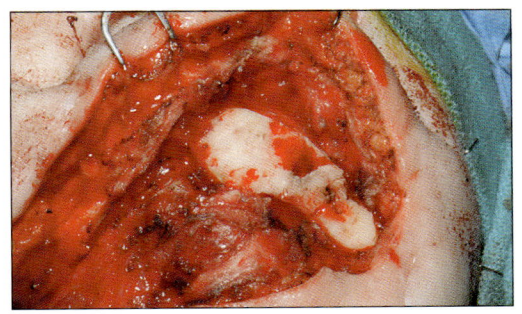

図5-25a 前回の切除断端から，追加切除の骨量判定に有用な指標となる出血をともなう骨断端まで切除する．

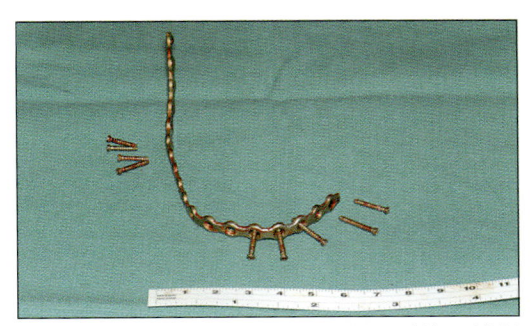

図5-25b 露出したプレート周囲の感染を消退させるためには，残存しているプレートとスクリューはすべて除去されなければならない．

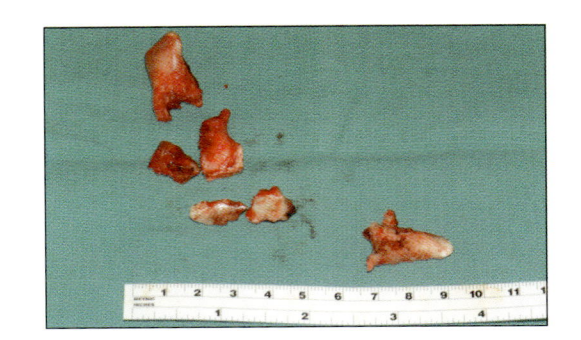

図5-25c 骨壊死を治癒させるためには，関節離断術や骨の追加切除といった救済手術が必要となる．

67

5 | ビスフォスフォネート静注薬誘発顎骨壊死のリスク，予防，処置

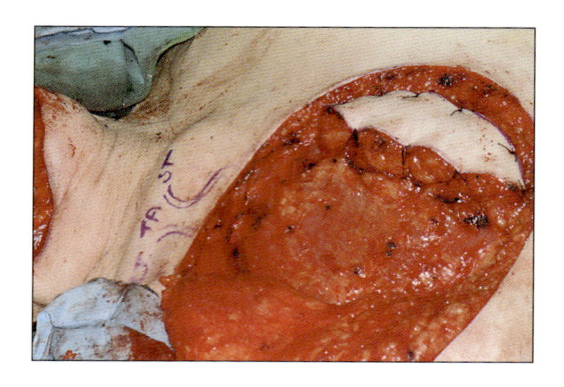

図5-26a 二次感染により生じた軟組織欠損を再建するために，本症例では大胸筋皮弁を適用することも必要であった．

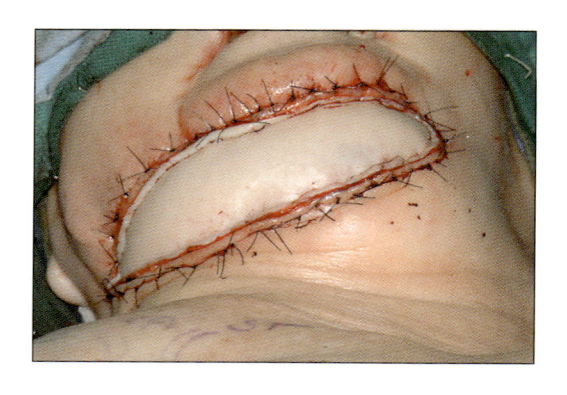

図5-26b 広範囲の軟組織欠損を再建するには比較的大きな皮膚弁が必要である．

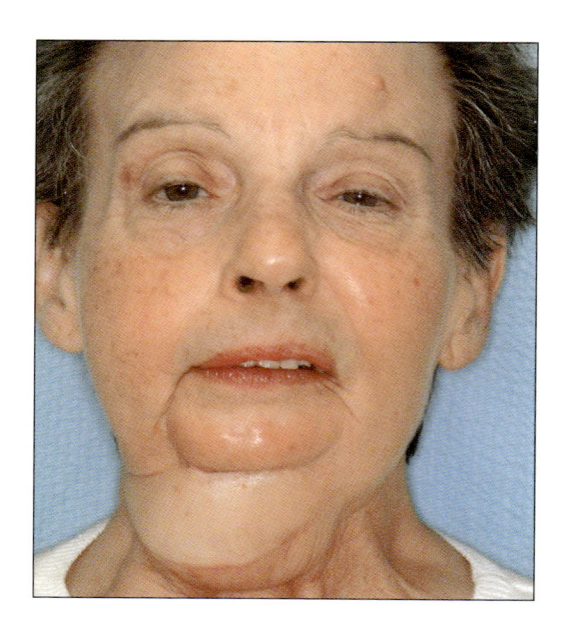

図5-26c 軟組織再建をともなう手術によって，骨壊死による疼痛，感染，露出プレートの問題は解消した．患者はこれ以上の再建手術を希望しなかった．

推奨される予防法と治療法

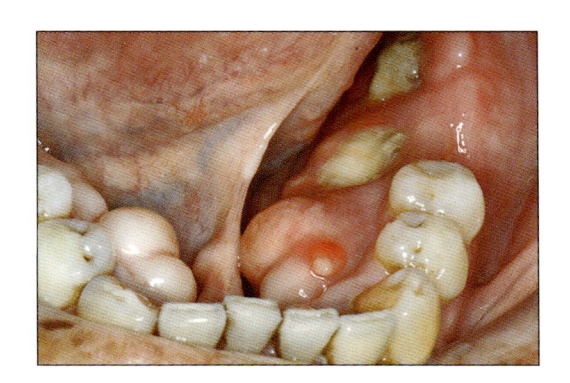

図5-27 いくつかの下顎隆起に発症したビスフォスフォネート静注薬誘発骨壊死.

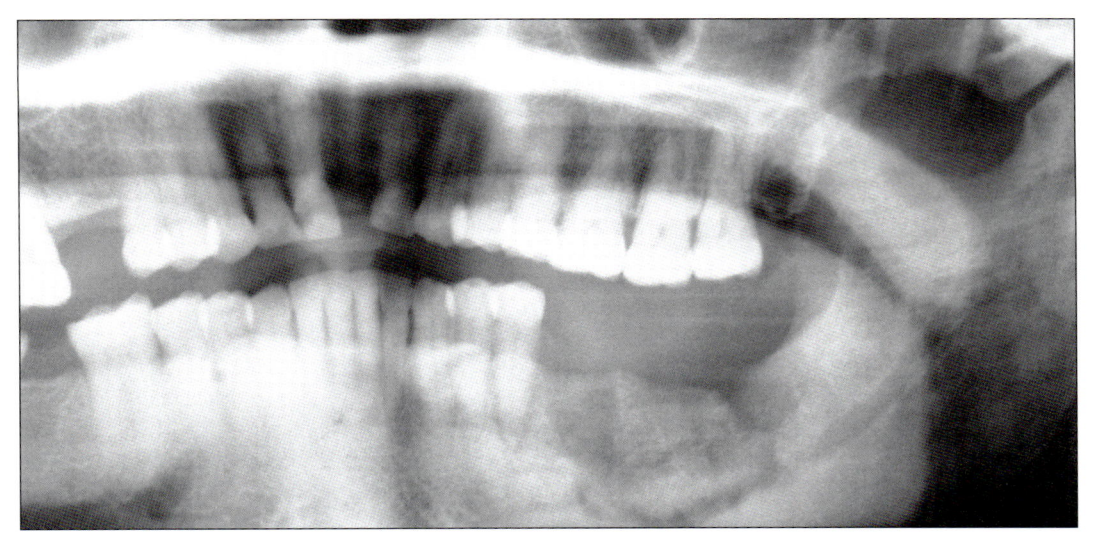

図5-28 ステージIIIbに進展したビスフォスフォネート静注薬誘発骨壊死. 疼痛と皮膚瘻孔をともなう広範囲の骨溶解があり，0.12%クロルヘキシジンと抗菌薬に治療抵抗性である.

要となる(図5-23〜5-26). 軟組織に感染がほとんどなく化膿していない場合には(図5-27, 5-28)，再建用チタンプレートの結果は，放射線性骨壊死に対する切除と同じく良好であり，骨やプレートの再露出は見られない(図5-29〜5-32).

もし骨壊死が上顎に発症した場合，壊死骨除去により口腔上顎洞の交通ならび

69

5 | ビスフォスフォネート静注薬誘発顎骨壊死のリスク，予防，処置

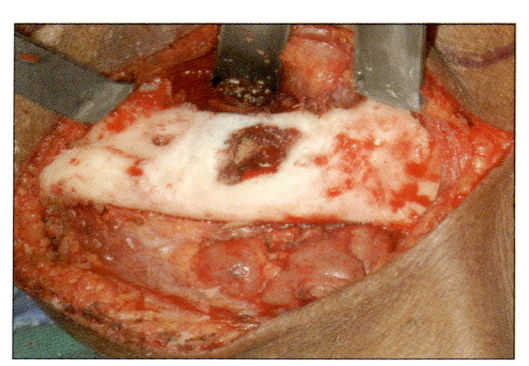

図5-29a 患部切除時所見．直径2cmの骨溶解部をともなった全体的に過ミネラル化した骨の部分が観察された．

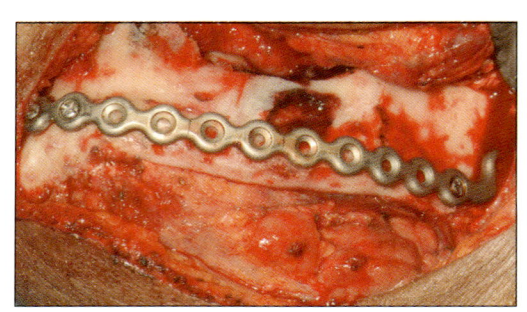

図5-29b プレートを健常な下顎骨に固定し，理想的な咬合を再現し，下顎頭の位置が側頭窩に維持されるように努めた．

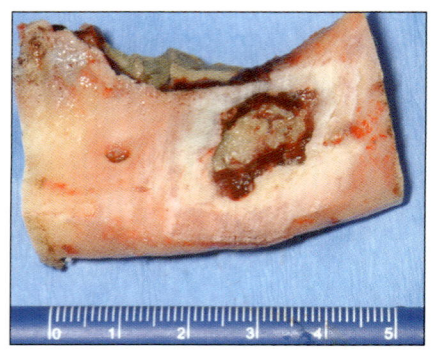

図5-30a すべての骨壊死部を切除するために下顎を5cm切除した．

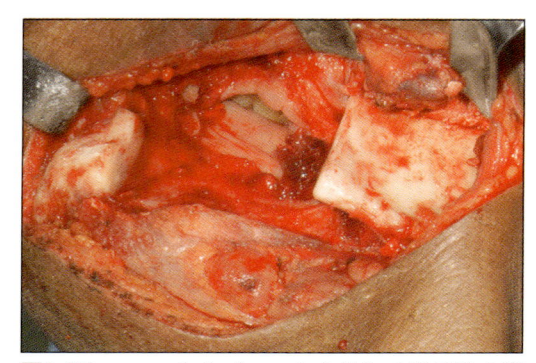

図5-30b いったんプレートを外して顎切除を施行．粘膜の瘻孔に注目．瘻孔周囲の上皮を切除して縫合した．

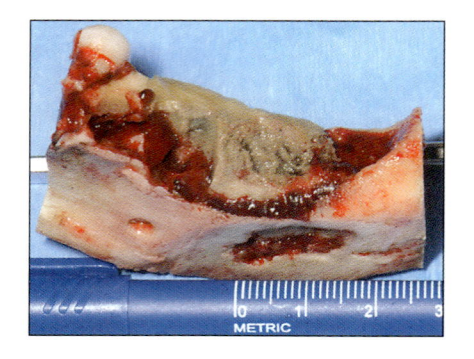

図5-30c 口腔内に露出した壊死骨は往々にして変色している．

推奨される予防法と治療法

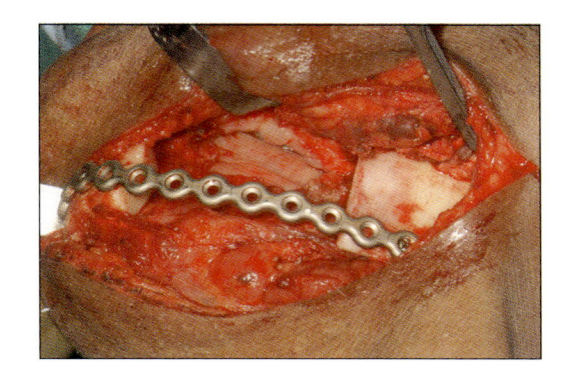

図5-31 顎切除後チタンプレートは，本来の圧縮強度を回復するため，同じスクリューを元のスクリュー穴に戻して再固定される．

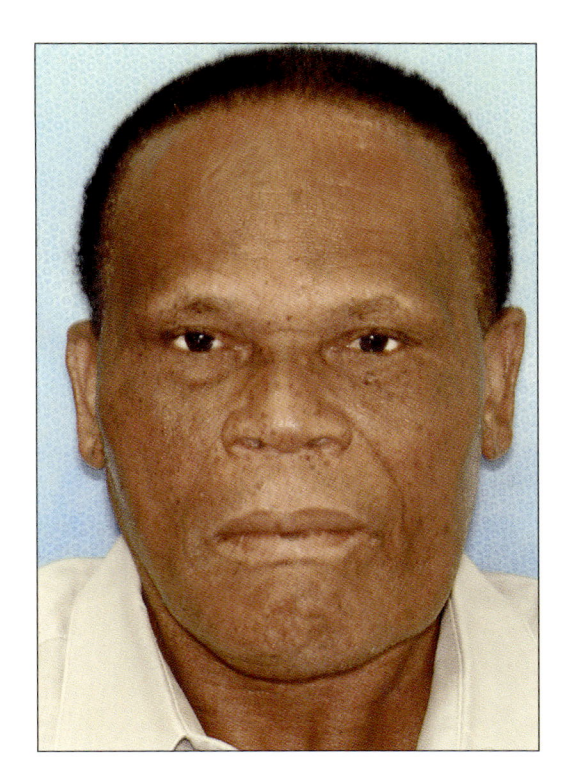

図5-32a 即時再建用チタンプレートは，正常な顔貌形態と優れた機能の回復を可能にする．

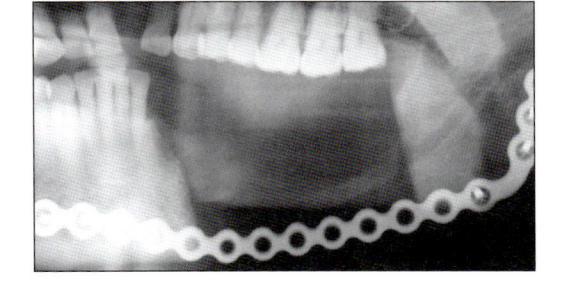

図5-32b 再建プレートは長期間機能することを期待して装着される．ビスフォスフォネート製剤は残存下顎骨や採取部の骨にも影響を与えているので，切除部への自家骨移植はより大きな失敗というリスクを負うことになるであろう．

5 | ビスフォスフォネート静注薬誘発顎骨壊死のリスク，予防，処置

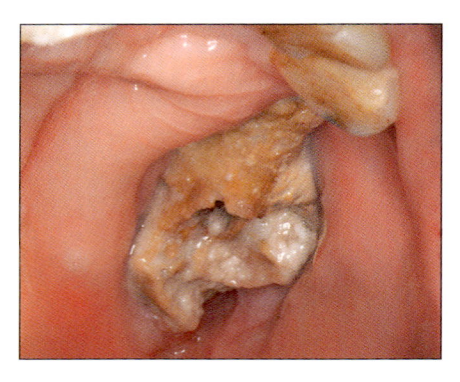

図5-33 このようなビスフォスフォネート静注薬誘発骨壊死ステージIIIbに対する顎切除は，上顎がん切除の結果と同様に，口腔と上顎洞／口腔と鼻腔の交通をもたらすことになる．

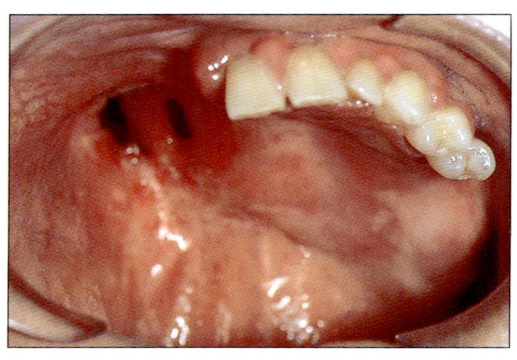

図5-34a 上顎切除後の欠損．

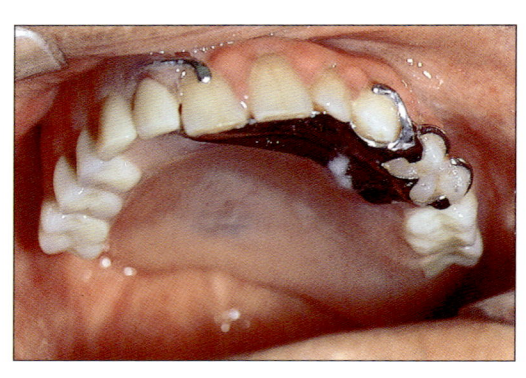

図5-34b 上顎切除後には，開鼻声と食物の鼻腔漏出を防ぐため，部分床義歯型オブチュレーターが必要となる．

に／あるいは口腔鼻腔の交通ができることを，あらかじめ患者に伝えるべきである（図5-33）．多くの上顎腫瘍切除手術で求められるように，術前にオブチュレーターを作成して，切除手術時に装着することが推奨される（図5-34）．

治療法の結果

　本章で概説した推奨される治療法の有効性については，2005年11月，ビスフォスフォネート治療を受けた97名(うち94名が静注投与例)を対象とした結果報告論文のなかに記述した[8]．(残り3名はビスフォスフォネート経口薬誘発骨壊死の発症例であり，第6章の主題である)．本書を執筆時にはさらに症例が増え，152例のビスフォスフォネート静注薬誘発骨壊死と30例のビスフォスフォネート経口薬誘発骨壊死に対する治療経験が結果に反映されている．

　本章の前半に記載されたプロトコールに従ってステージ分類され治療を受けた152症例のうち，8例(5.3%)は露出骨が処置される前に悪性腫瘍で他界し，4例(2.6%)は追跡不可となった．3期に分類されたすべてのビスフォスフォネート静注薬誘発顎骨壊死症例を調べると，残りの140症例(92.1%)では持続的な骨露出を認めるものの，疼痛や明らかな臨床感染症状がなく，機能的に問題はなかった．これらの患者の内訳は下記のとおりである：ステージ Ia とステージ Ib＝21例(15.0%)；ステージ IIa とステージ IIb＝65例(46.4%)；ステージ IIIa＝10例(7.1%)；ステージ IIIb＝44例(31.5%)．

　ステージ IIIa と IIIb に分類された54例中，わずか5例(9.3%)が切除を受けた．このグループのなかで1例が姑息的治療を選択し，短期間入院で抗菌薬の静注投与，壊死組織洗浄，非観血的創傷ケアを受けた．他の4例には下顎骨離断術を施行した．その4例中3例は，チタン製再建用プレートで即時再建され，術後骨壊死と疼痛は消失し，機能も順次回復し，感染やプレート露出あるいは骨露出もなく経過している(図5-29～5-32を参照)．切除時に即時再建を行わなかった残り1症例は，その後に露出骨が発症することもなく治癒し疼痛が消失した(図5-22～5-26参照)．この患者には後にチタンプレートによる再建を勧めたが，本人はこのままでも良好な機能が獲得されており，これ以上の外科的リスクを避けたいとの意向で手術を実施しなかった．

　ステージ IIIa または IIIb の残り49例のうち，16名が口腔皮膚瘻，6例が口腔上顎洞瘻／口腔鼻腔瘻，5例が他院で行われたチタンプレートの露出，22例が広範な骨溶解を示した．これらすべての患者は，瘻孔や露出プレートあるいは閉鎖や被覆が望めない広範な骨溶解を受容していたが，感染や疼痛のない状態も維持されていた．

　これらの結果は，ビスフォスフォネート静注薬誘発顎骨壊死の治療では迅速かつ効果的な処置が重要な役割を果たすことと，大手術なしでもほとんどの症例を有効に制御できるということを強調するものである．しかし，顎骨切除も対象者は少ないものの，適応となる場合には有効である．これらの結果は，絶望的に見える病状も実は管理し改善しうる手段があることで，患者を安心させるものでもある．上記のプロトコールは，これらの患者に対する腫瘍専門医の治療を補助する意味で非常に大きな価値があ

る．すなわち，骨転移制御のための化学療法とビスフォスフォネート製剤投与は，制御不能な顎骨の合併症のために中断する必要はないのである．

推奨されない補助療法

口腔顎顔面外科医がビスフォスフォネートによる顎骨壊死に対して局所壊死組織除去術を考えるのは自然であるが，それは患者に利益をもたらすのではなく，むしろ有害となる．同様に，クリンダマイシン投与ならびに／あるいは高圧酸素療法も，多くの人びとにとって当然の方針のように思えるかもしれないが，まったく効果はなく推奨されない．今日，クリンダマイシンはペニシリンアレルギー患者に対する選択薬として，さらには口腔顎顔面外科手術に有用な抗菌薬として頻繁に推奨されている．しかし，*Actinomyces, Eikenella, Moraxella*種は，しばしば露出壊死骨の感染菌として検出され，クリンダマイシンに完全もしくは部分耐性を示すので，他の抗菌薬が推奨される．同様に高圧酸素療法は放射線性顎骨壊死の予防と治療には信頼性の高い昔ながらの標準的治療法であるが，ビスフォスフォネート誘発顎骨壊死の予防と治療には効果がない．なぜならば，両疾患の病理生理学的メカニズムが完全に異なるからである．放射線性骨壊死における壊死骨は，高圧エネルギーの骨への照射により起こり，骨の治癒要素である骨内骨芽細胞，幹細胞，そしてもっとも重要な骨内毛細血管が著しく減少する．新生血管や新生骨を再生する前駆細胞がなくなり血流供給が喪失する結果，骨が死に至る．照射野は低酸素状態となり，中心部がもっとも低く，照射野の中心からすべての方向に向かって少しずつ高くなり，非照射野では正常酸素分圧となる（図5-35，5-36）．これは *oxygen gradient defect*（酸素濃度勾配障害）として知られ，照射野の組織や糖尿病性潰瘍でみられるものである．高圧酸素療法は酸素濃度勾配障害のある創傷部のみに新生血管を増生させる．すなわち，マクロファージの細胞膜表面上の酸素受容体が刺激されると，マクロファージ由来血管増生因子や他のサイトカインなどが分泌され，新生血管が増生するのである[16,17]．当然ながら，高圧酸素療法がもっとも効果的なのは放射線性骨壊死と糖尿病性潰瘍に対してである[18,19]．対照的に，ビスフォスフォネート誘発骨壊死は，破骨細胞に対する直接的化学的毒性の結果，骨の改造や再生機能不全に起因するのであって，放射線のような物理的障害ではない．さらに，毛細血管がつぎつぎに死んでいき二次的に骨の死に至るのであって，照射組織で起こるような一次的損傷ではない．結局，ビスフォスフォネート製剤では酸素濃度勾配障害は起きないので，それを回復させる高圧酸素療法の治療メカニズムは価値がないことになる．

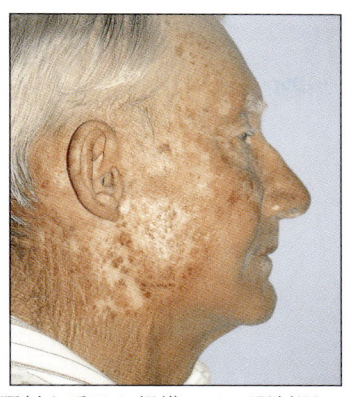

図5-35 放射線照射を受けた組織では，照射野の中心と隣接組織の間に酸素濃度勾配が形成され，それが20 mmHg以下になればマクロファージから成長因子が分泌される．

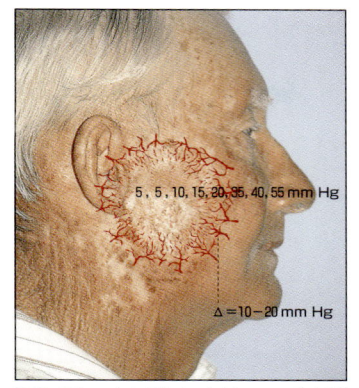

図5-36 高圧酸素療法は，放射線照射野内の酸素濃度勾配を増強し，マクロファージ由来成長因子が分泌されるようになるので有用である．

ビスフォスフォネート静注薬は中断されるべきか？

　ビスフォスフォネート静注薬投与の中断は，腫瘍専門医のみが決定しうるものである．露出骨はすでに壊死しており，投与を中断しても，一般に腐骨分離したり肉芽で覆われたりはしない．歯科医療提供者の目的は(a)骨壊死の契機となった要因を除去して骨壊死の進行を防ぎ，(b)併発する疼痛や感染を制御して，がんの骨転移を制御するという恩恵を患者が継続的に受けられるようにすることである．したがって，ビスフォスフォネート静注薬の中断はけっして行わない．本章の前半で述べたように，投与を中断せずに顎骨壊死を管理できることは，ビスフォスフォネート治療前の歯科検診や予防法，そして疼痛や感染の制御により，結果的にはステージⅠからステージⅢまでの90％が成功していることに基づいている．たとえ難治性のステージⅢ患者で顎切除が必要になっても，疼痛制御とチタンプレート再建による機能回復で十分であり，ビスフォスフォネート治療はけっして中断してはならない．もし，ビスフォスフォネート静注薬ががんの骨転移制御に必要なくなれば，治療効果がなくなった薬剤が患者に投与されないのと同様，当然ながら中止されるべきである．現在，ビスフォスフォネート製剤の間欠的投与や「休薬期間」（ビスフォスフォネート製剤が投与されない期間）の潜在的有用性に関する研究が進行しており，そのような方法のがん転移の大きさと個数に与える効果が評価されている．半減期のきわめて長いビスフォスフォネート静注薬が開発されれば，連続投与しなくても十分に骨転移を制御できるような骨内治療濃度が維持されるであろう．

参考文献

1. Marx RE, Stern DS. Oral and Maxillofacial Pathology: A Rationale for Diagnosis and Treatment. Chicago: Quintessence, 2002:36–38.
2. Marx RE. Pamidronate (Aredia) and zoledronate (Zometa) induced avascular necrosis of the jaws. A growing epidemic. J Oral Maxillofac Surg 2003;61:1115–1117.
3. Migliorati CA, Casiglia J, Epstein J, Jacobsen PL, Siegel MA, Woo SB. Managing the care of patients with bisphosphonate-associated osteonecrosis. An American Academy of Oral Medicine position paper. J Am Dent Assoc 2005;136:1658–1668.
4. Markiewicz MR, Margarone JE 3rd, Campbell JA, Aguirre A. Bisphosphonate-associated osteonecrosis of the jaws. J Am Dent Assoc 2005;136:1669–1674.
5. Melo MD, Obeid G. Osteonecrosis of the jaws in patients with a history of receiving bisphosphonate therapy. Strategies for prevention and early recognition. J Am Dent Assoc 2005;136:1675–1681.
6. Ruggiero SL, Gralow J, Marx RE, et al. Practical guidelines for the prevention, diagnosis, and treatment of osteonecrosis of the jaws in patients with cancer. J Oncol Pract 2005;2:7–14.
7. Ruggiero SL, Mehrotra B, Rosenberg TJ, Engroff SL. Osteonecrosis of the jaws associated with the use of bisphosphonates. A review of 63 cases. J Oral Maxillofac Surg 2004;62:527–534.
8. Marx RE, Sawatari Y, Fortin M, Broumand V. Bisphosphonate-induced exposed bone (osteonecrosis/osteopetrosis) of the jaws: Risk factors, recognition, prevention, and treatment. J Oral Maxillofac Surg 2005;63:1567–1575.
9. Dixon RB, Tricker ND, Garetto LP. Bone turnover in elderly canine mandible and tibia [abstract 2579]. J Dent Res 1997;76:336.
10. Hoff AO, Toth BB, Hortobagyi GN, Gagel RF, Luna MA. Retrospective chart review to collect information on the frequency of osteonecrosis in patients treated with intravenous bisphosphonate therapy [study]. Houston, TX: University of Texas, M.D. Anderson Cancer Center, 2005.
11. Marx RE. Osteoradionecrosis. A new concept of its pathophysiology. J Oral Maxillcfac Surg 1983;41:283.
12. Marx RE, Johnson RP, Kline SN. Prevention of osteoradionecrosis. A randomized prospective clinical trial of hyperbaric oxygen versus penicillin. J Am Dent Assoc 1985;111:49–54.
13. Fleming HA. General principles of the treatment of infective endocarditis. J Antimicrob Chemother 1987;20(suppl A):142–145.
14. Marx RE, Stern DS. Oral and Maxillofacial Pathology: A Rationale for Diagnosis and Treatment. Chicago: Quintessence, 2002:57–61.
15. Marx RE, Carlson ER, Smith BR, Toraya NJ. Isolation of Actinomyces species and Eikenella corrodens from patients with chronic diffuse sclerosing osteomyelitis of the mandible. J Oral Maxillofac Surg 1994;52:26–33.
16. Knighton DR, Hunt TK, Scheuenstuhl H, Halliday BJ, Werb Z, Banda MJ. Oxygen tension regulates the expression of angiogenesis factor by macrophages. Science 1983;221:1283–1285.
17. Hunt TK, Zederfeldt B, Goldstick TK. Oxygen and healing. Am J Surg 1969;118:521–525.
18. Marx RE. Radiation injury to tissue. In: Kindwall EP, Whelan HT (eds). Hyperbaric Medicine Practice, ed 2. Flagstaff, AZ: Best, 1999:665–723.
19. Matos LA, Nunez AA. Enhancement of healing in selected problem wounds in hyperbaric medicine practice. In: Kindwall EP, Whelan HT (eds). Hyperbaric Medicine Practice, ed 2. Flagstaff, AZ: Best, 1999:813–849.

ビスフォスフォネート経口薬誘発顎骨壊死のリスク，予防，管理

6

杉崎　正志 訳

　ビスフォスフォネート経口薬は一般的に骨減少症，特に骨粗鬆症に処方される．骨粗鬆症は，高い罹患率と若干の死亡率に関連する深刻かつ進行性の病態である[1,2]．ビスフォスフォネート経口薬が顎骨壊死を誘発するという最近の新事実から，骨粗鬆症の深刻さや罹患した患者に必要とされている現行の治療をけっして軽視するべきではない[3]．その代わり，それぞれの開業医と多くの歯科や医科の専門家の目標は，骨粗鬆症の管理や本病変に起因する骨折や脆弱化に対する予防を損なうことなく，顎骨壊死の可能性を減少あるいは排除することである．

　本章に記述されたすべての顎骨壊死症例は，2種類のビスフォスフォネート製剤，すなわちアレンドロネート（フォサマック，Merck 社）と（少数例であるが）リセドロネート（アクトネル，Procter and Gamble 社）によって引き起こされたものである．イバンドロネート（ボニバ，Roche 社）は2006年4月に米国で発売されたが，これまでに出版されたどの顎骨壊死症例報告とも関連はなかった．しかし，イバンドロネートに起因する5症例の顎骨壊死に関する逸話的報告が，近年，臨床家のなかで出回っている．エチドロネート（ダイドロネル，Procter and Gamble 社）とチルドロネート（スケリッド，Sanofi-aventis 社）は，もっぱら骨 Paget 病の治療だけに処方されるのが一般的であり，顎骨壊死に関与した症例を著者は知らない．

　一般的にはビスフォスフォネート経口薬によって誘発される顎骨壊死の症例は，ビスフォスフォネート静注薬によって誘発される顎骨壊死とは，以下の3点において大きく異なる．まず，骨露出が発現する前に，より長期間ビスフォスフォネート製剤に曝されていることが必要である．第2点として，露出する骨の量が少なく，また症状も

6 | ビスフォスフォネート経口薬誘発顎骨壊死のリスク，予防，管理

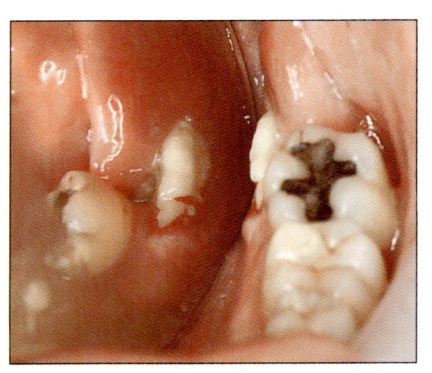

図6-1 4年間フォサマック治療を受けた患者にみられた骨露出．I型コラーゲン架橋C-テロペプチド（CTX）値＝72 pg/mL．

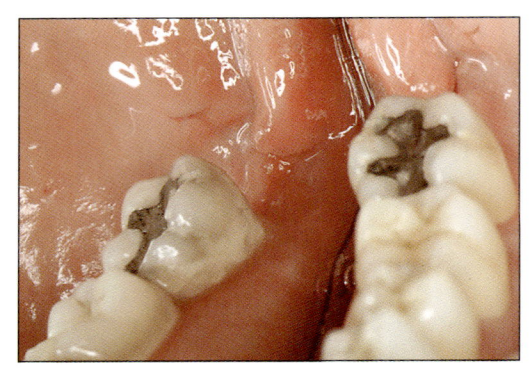

図6-2 フォサマック中止から9か月後，自然発生的な腐骨形成の後に治癒した粘膜．CTX値＝224 pg/mL．

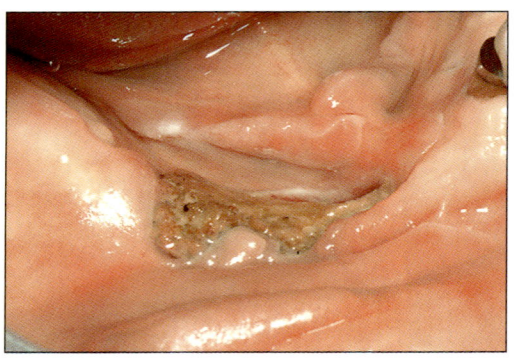

図6-3a 5年間フォサマック治療を受けた患者にみられた骨露出．CTX値＝64 pg/mL．

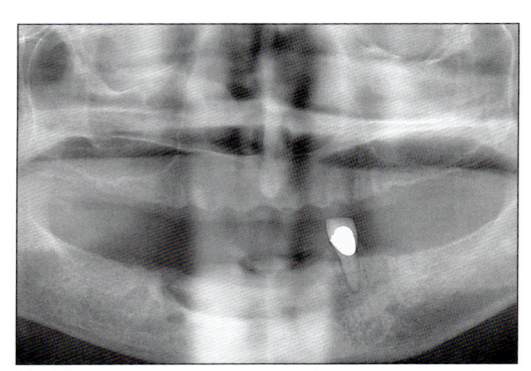

図6-3b 図6-3aに示した患者のエックス線写真では，患者の「休薬期間」後に腐骨化と分離が進展している所見であった．

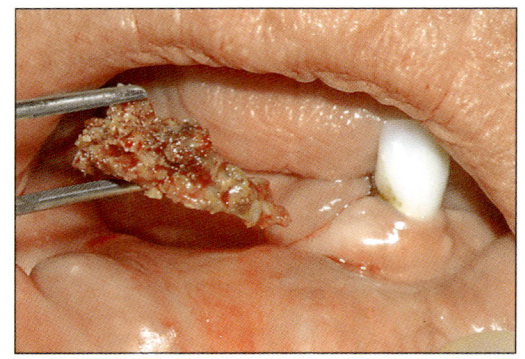

図6-4a フォサマック中止から6か月後，すでに周囲の生存可能な骨から分離していた腐骨の壊死組織除去を診療室で局所的に行った．CTX値＝212 pg/mL．

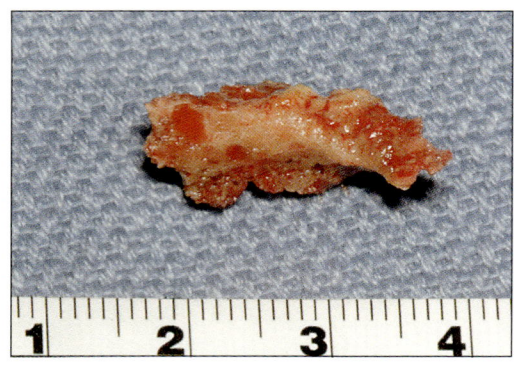

図6-4b 1 cm×1.5 cmの壊死した歯槽突起の一部が腐骨として摘出された．

深刻ではない．第3点として，ビスフォスフォネート経口薬の中止は，露出した骨の緩徐な改善や自然発生的な治癒を促す可能性があり（図6-1, 6-2），6か月〜1年間の休薬後には，露出骨の局所的壊死組織除去への反応もさらに良くなる（図6-3, 6-4）．

ビスフォスフォネート経口薬による顎骨壊死の発症リスク

医学的リスク因子

ビスフォスフォネート経口薬を服用している患者にとって，顎骨壊死発症のリスクを著しく増加させる因子は以下の2つである．(1)ビスフォスフォネート経口薬治療の継続期間．3年以上の治療は累増的なリスクの増加に関与する．(2)ステロイド，特にプレドニゾンの併用．

第1のリスク因子は厄介である．なぜなら，ビスフォスフォネート経口薬は数十年以上の継続的な使用が意図されているからである．西暦2000年以降，ビスフォスフォネート経口薬の使用は特に，どちらかといえば健康な閉経後の女性において着実に増加している．この集団の多くは，すでに3年間という閾値を超えてしまっており，それ以上の年数にわたって，ビスフォスフォネート経口薬を継続服用していると思われる．さらには，ビスフォスフォネート経口薬を7年間あるいはそれ以上長期に服用している患者は，さらに広範囲にわたる骨露出や，より深刻な症状をかかえている．

プレドニゾンとの併用は，ステロイド性骨粗鬆症の治療のためビスフォスフォネート経口薬を服用している比較的少数の患者に対する懸念を増大させる．これらの患者は，ほとんどが女性であるが，リウマチ性関節炎や多発性筋炎，全身性エリテマトーデスなどのリウマチ性疾患に罹患しており，それらを管理するためにプレドニゾンを必要としている．一般的に，コルチコステロイド，特にプレドニゾンはビスフォスフォネート製剤の毒性を増加させ，そのため顎骨壊死発生のリスクを増加させる．プレドニゾンは，いったん患者がビスフォスフォネート経口薬を服用し始めると骨露出の開始を早め，また，いったん骨の露出が始まると病態の深刻さを増大させる．

3年間という閾値は，3つの出典から得られた情報に基づいている．第1の情報源は184人を対象とした後向き再調査である．その184人はビスフォスフォネート経口薬を服用中に（それらの副作用が認識される前に），侵襲的な歯科治療を受けた人たちである．これらの侵襲的な歯科治療（抜歯，上顎洞底挙上術，歯槽堤増大術，歯科インプラント埋入術を含む）に対する追跡調査により，ビスフォスフォネート経口薬の服用期間が3年未満の患者では，合併症がなかったことが明らかとなった．しかし治癒経過中の合併症は，3年以上ビスフォ

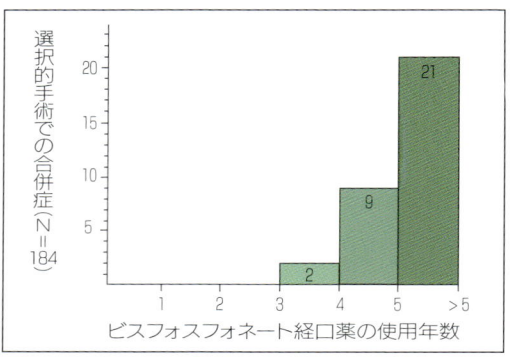

図6-5 診療室における選択的口腔外科手術での合併症発現患者数に対するビスフォスフォネート経口薬の使用期間．合併症は3年間の使用後に増加した．

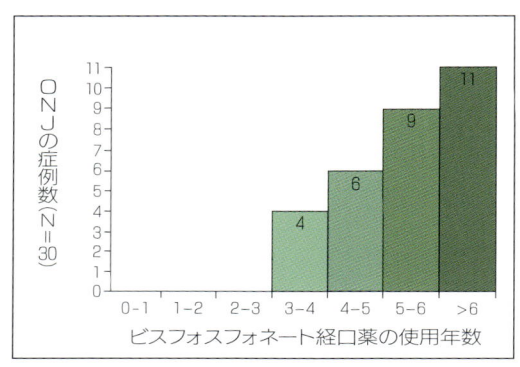

図6-6 ビスフォスフォネート経口薬誘発顎骨壊死（ONJ）症例数に対するビスフォスフォネート経口薬を投与されていた期間．すべての症例は3年以上治療を受けていた．

表6-1 ビスフォスフォネート経口治療の年数によって分類した選択的手術での合併症のタイプ（N=184）

合併症	0-1	1-2	2-3	3-4	4-5	＞5	合計
抜歯窩の骨露出	0	0	0	1	4	12	17
歯槽堤増大術による骨露出	0	0	0	0	1	1	2
歯科インプラント埋入後の骨露出	0	0	0	0	1	2	3
インプラント埋入後の感染	0	0	0	1	3	4	8
上顎洞底挙上術後の感染	0	0	0	0	0	2	2
合計	0	0	0	2	9	21	32

ネート経口薬を服用した少数の患者において認められた．そして，ビスフォスフォネート経口治療の期間に直接比例して，10年間までは合併症の増加が観察された（図6-5）．

3年間という閾値は，ビスフォスフォネート経口薬誘発顎骨壊死との確定診断を受けた患者集団に基づいている．この集団は，著者により直接管理された24人の患者と，著者が意見を求められ，米国内の口腔顎顔面外科医によって治療された200以上

ビスフォスフォネート経口薬による顎骨壊死の発症リスク

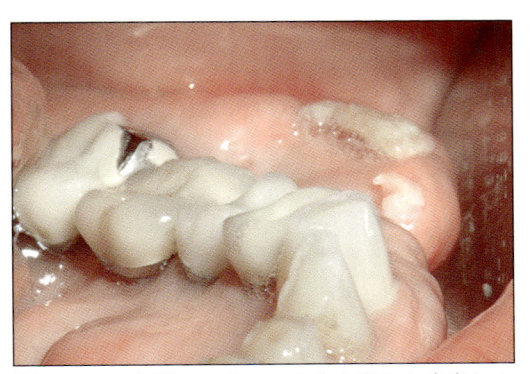

図6-7a 6年間フォサマックを内服した患者における，骨露出をともなう多小葉型の下顎骨隆起．CTX値＝88 pg/mL．

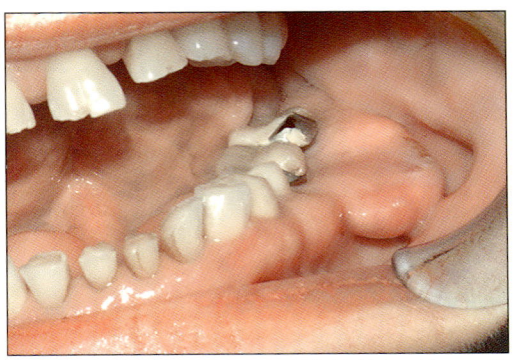

図6-7b 部分的な自然発生的腐骨形成の後に，露出骨は85％が粘膜に被覆され改善した．患者は4か月間フォサマックを中断された．CTX値＝189 pg/mL．

の症例を含んでいる．これらの症例のすべての患者は少なくとも3年間のビスフォスフォネート経口薬使用の既往があり，深刻な症例のほとんどは6〜10年間のビスフォスフォネート経口薬使用の病歴があった（図6-6，表6-1）．

第3の情報源は，骨代謝回転速度を計測する C-terminal cross-linking telopeptide（Ⅰ型コラーゲン架橋C-テロペプチド，以下CTX）として知られる血清検査である．正常もしくは最小の危険値（すなわち150 pg/mL以上）は，3年未満のビスフォスフォネート経口薬服用患者に認められる．一方，3年以上規則正しくビスフォスフォネート経口薬を服用した患者では，より高いリスクに関連する値（100 pg/mL以下）として認識され始めている．この重要な検査の詳細な記述と，その意義は後述する．

歯科的リスク因子

ビスフォスフォネート経口薬誘発骨壊死の発生に対する歯科的リスク因子とは，ビスフォスフォネート静注薬誘発骨壊死と同様，顎骨における骨代謝回転や骨再生の需要を増加させるような状態や処置である．歯周病や歯性膿瘍は，炎症性サイトカインが骨再生の必要性を確立するため，顎骨壊死の誘因としてもっとも多く見いだされる病態である．その他の侵襲的歯科治療は，抜歯，歯科インプラント埋入術，歯周外科，歯根端切除術，歯槽堤増大術，上顎洞底挙上術を含み，それらのすべてが，直接的な骨損傷の結果として骨の代謝回転／再生の需要を増加させる．さらに，下顎隆起の存在は，特に多小葉型の場合，骨隆起の高い骨代謝回転速度や薄い被覆粘膜のため，解剖学的リスク因子となる（図6-7）．

81

表6-2 現在使用できるすべてのビスフォスフォネート製剤に関する主な適応症と投与量の情報

薬剤名 (商標名)	主な適応症	窒素含有？	推奨服用量	相対的効力	相対的 ONJリスク
エチドロネート (ダイドロネル)	Paget病	無	300-750 mg／日を 6か月間	1	0
チルドロネート (スケリッド)	Paget病	無	400 mg／日を 3か月間	50	0
リセドロネート (アクトネル)	骨粗鬆症	有	5 mg／日あるいは 35 mg／週	1,000	1
アレンドロネート (フォサマック)	骨粗鬆症	有	10 mg／日あるいは 70 mg／週	1,000	12
イバンドロネート (ボニバ)	骨粗鬆症	有	2.5 mg／日あるいは 150 mg／週	1,000	不明

ONJ：顎骨壊死(osteonecrosis of the jaws).

顎骨壊死を引き起こす歯科的リスクの評価

病　歴

　リスク評価は病歴から始まる．今日では，内科医と歯科医の両者は，病歴のなかにビスフォスフォネート製剤使用についての質問を組み込むべきである．その質問とは，どんな種類の製剤を服用していたか，どれくらいの期間，どれくらいの服用量と服用頻度であったか，プレドニゾンや他のステロイドを以前よりあるいは同時に服用したか，などである．一般的に，フォサマックはアクトネルより重大なリスクを引き起こすが，ボニバに関連するリスクは知られていない．推奨投与量は，フォサマックが一日10 mg連日投与か1週間に1回70 mg投与，アクトネルが5 mg連日投与か1週間に1回35 mg投与，ボニバが1か月に1回150 mg(ときに，1日2.5 mg連日処方される)投与である(表6-2)．これらのビスフォスフォネート製剤が推奨量より多く服用されると，骨壊死発現のリスクが上昇する．

　ビスフォスフォネート経口薬の常用が3年未満ということは，リスクが最小限もしくはないことを示唆する．3年以上の常用は，服用期間の長さに従ってリスクが着実に増大するということを意味する．連日投与であれ，週1回あるいは月1回投与であれ，すべてのビスフォスフォネート製剤は10年を超える半減期を有し，骨に蓄積されるため，投与間隔は重要ではない．プレドニゾンはコラーゲンの分解を促進するので，プレドニゾンの従前からの使用や併用は，骨壊死発現のリスクを増加する．

検　査

　リスク評価の2番目の手段は，臨床検査

顎骨壊死を引き起こす歯科的リスクの評価

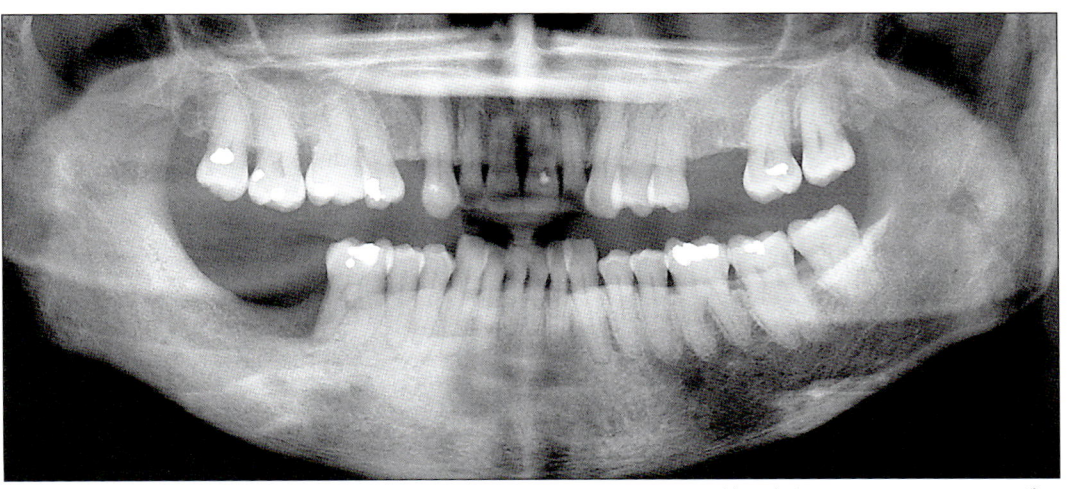

図6-8 広範な骨硬化—すなわち骨密度の増加—が，パノラマエックス線写真上でみられるかもしれず，それはビスフォスフォネートの毒性を示している．

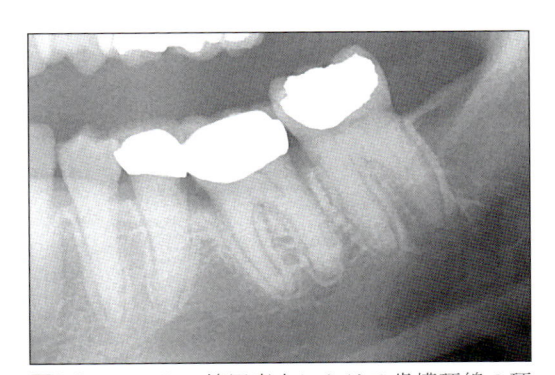

図6-9 エックス線写真上における歯槽硬線の硬化は，歯槽骨に対するビスフォスフォネートの毒性のもう一つの徴候である．

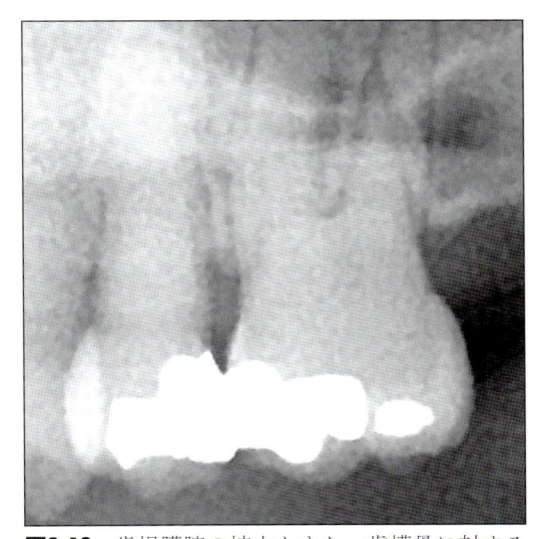

図6-10 歯根膜腔の拡大もまた，歯槽骨に対するビスフォスフォネートの毒性の別の徴候である．

とエックス線写真検査である．良質なパノラマエックス線写真と根尖周囲の写真が撮影されなくてはならない．これらのエックス線写真では，臼歯部に特別な注意が向けられるべきである．なぜなら臼歯部は，歯槽骨（図6-8）や歯槽硬線（図6-9）の広範な硬化，ならびに／あるいは歯根膜腔の拡大（図6-10）など，骨に対するビスフォスフォネートの毒性の初期徴候を示すかもしれないからである．加えて，歯槽骨吸収と無関係な

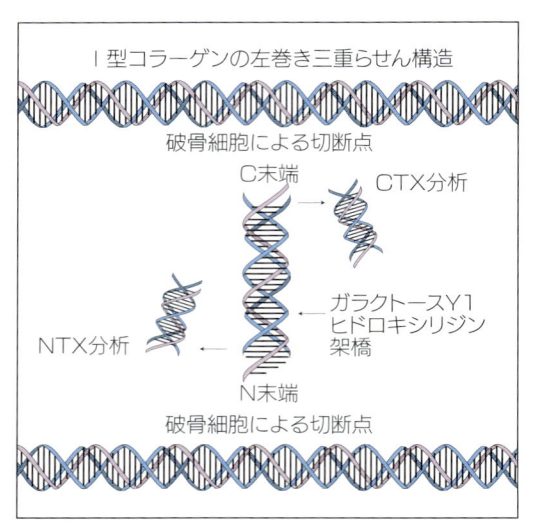

図6-11 CTXとNTX骨代謝回転マーカー．血清CTXは，破骨細胞によりⅠ型骨コラーゲンの架橋結合ペプチドから切断されたC末端オクタペプチド断片を計測する．NTXは同じ架橋結合ペプチドのアミン断片からの，より大型のペプチド断片を計測する．

表6-3 ビスフォスフォネート経口薬服用中の患者に対する臨床検査によるリスク評価

Ⅰ型コラーゲン架橋 C-テロペプチド(CTX)値	ONJのリスク
300-600 pg/mL(正常)	なし
150-299 pg/mL	なし，または最小
101-149 pg/mL	中等度
≤100 pg/mL	高度

ONJ：顎骨壊死(osteonecrosis of the jaws)．

歯の動揺や明らかな歯性の病因がない深部の骨痛は，重篤なビスフォスフォネートの骨毒性の徴候である．

臨床検査

リスク評価の3番目の手段は，血清CTX骨代謝回転マーカーである．CTXは，ビスフォスフォネート経口薬に起因する骨再生の全身的抑制にほぼ相関する(図6-11)．100 pg/mL以下の値は顎骨壊死の高いリスクに，100 pg/mLと150 pg/mLの間の数値は顎骨壊死の中等度のリスクに関連する．150 pg/mL以上の値は，顎骨壊死に対する最小限のリスクまたはリスクがないことに結びつく(表6-3)．

骨粗鬆症に関する2000年国立衛生研究所(NIH)コンセンサス会議は，骨代謝回転マーカーは「個々の患者の臨床的評価では限定的に有用であり」，「それらは骨密度(BMD)測定の代用として使うことはできない」と結論づけた[4]．この声明は確かに真実である．なぜならば，それは骨減少症や骨粗鬆症の評価に関連しており，特にこれらの病状は，腸骨あるいは腰椎に関連した任意のBMD基準によって定義されているからである．しかし，適切な臨床的相関性があれば，骨代謝回転マーカーは顎骨壊死のリスクを評価するうえで，十分役立つものである[5]．

骨のリモデリングは，血液や尿中に見ら

表6-4　骨吸収マーカー

骨マーカー	略語	試料	分析試験*	計測される組織
I型コラーゲン架橋 C-テロペプチド	CTX	血清（骨に多くが関連するβ型）・尿	ELISAかRIA	I型コラーゲン
MMP産生I型コラーゲン架橋C-テロペプチド	CTX-MMP	血清	RIA	I型コラーゲン
I型コラーゲン架橋 N-テロペプチド	NTX	血清・尿	ELISAかRIA	I型コラーゲン
酒石酸抵抗性 酸フォスファターゼ5b	TRACP-5b	血清・血漿	比色RIA・ELISA	破骨細胞
骨シアロタンパク質	BSP	血清	ELISA, RIA	骨, 象牙質, 軟骨, がん
ピリジノリン	PYD	尿	ELISA, HPLC	骨, 軟骨, 腱
デオキシピリジノリン	DPD	尿	RIA	骨, 象牙質
ヒドロキシプロリン	HYP	尿	比色分析法, RIA	I型コラーゲン

*ELISA：酵素結合免疫吸着検定法，RIA：ラジオイムノアッセイ，HPLC：高速液体クロマトグラフィー，MMP：マトリックスメタロプロテアーゼ.

れる骨代謝回転／再生に関する多くの代用マーカーをとおして評価することができる．多くの臨床家がよく知っている骨形成の指標には，骨特異的アルカリフォスファターゼやオステオカルシンがある．しかし，ビスフォスフォネート製剤誘発顎骨壊死は骨吸収に関連する問題であり，骨形成の問題ではない．

有用な骨吸収マーカーには，尿中ピリジノリンやデオキシピリジノリン，尿や血清中のI型コラーゲンテロペプチド（NTXとCTX）がある．利用できる骨吸収マーカーのリストを表6-4に示す．

著者は，尿の輸送や採取技術の不正確さを避けるため血清検査を用いており，骨吸収に対して独自の特異性があるため血清CTXを好んでいる．血清CTX指標は，BMD検査よりもかなり早く，数日から2週間以内に，骨リモデリング／再生における変化を確認することができる．BMD検査は骨無機質の相対的密度だけを測るので，骨格の骨量評価には大雑把だが有用である．同様に多少大雑把だが，血清CTXは骨再生の相対的速度の計測による骨吸収検査には有用であり，この情報はビスフォスフォネート誘発骨壊死のリスクを評価するうえで大きな価値がある．

血清CTX検査は，室温で赤キャップの採血管（訳者注：凝固剤入り）に採取したわずか1 mlの血液を必要とする．日内変動

図6-12 血清CTXはI型コラーゲン分子の鎖と架橋結合したペプチド断片の濃度を定量的に計測する．その血清あるいは尿中濃度は骨代謝回転の指標であり，したがって，骨治癒におけるビスフォスフォネートの影響の指標となる．

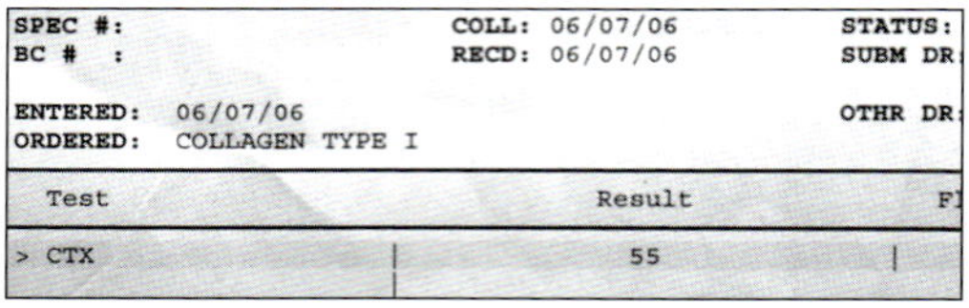

SPEC #: COLL: 06/07/06 STATUS:
BC # : RECD: 06/07/06 SUBM DR
ENTERED: 06/07/06 OTHR DR
ORDERED: COLLAGEN TYPE I
Test Result Fl
> CTX 55

図6-12a この55 pg/mLというCTX値は低値であり，骨壊死に対する高いリスクを表す．

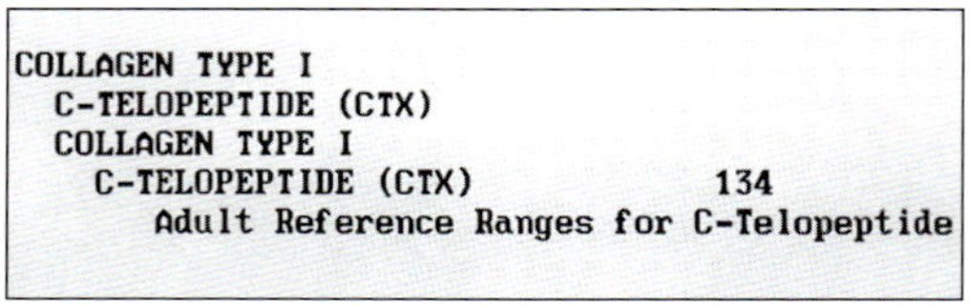

COLLAGEN TYPE I
C-TELOPEPTIDE (CTX)
COLLAGEN TYPE I
C-TELOPEPTIDE (CTX) 134
Adult Reference Ranges for C-Telopeptide

図6-12b この134 pg/mLというCTX値は100 pg/mLと150 pg/mLの間であるため，骨壊死に対する中等度のリスクを表す．

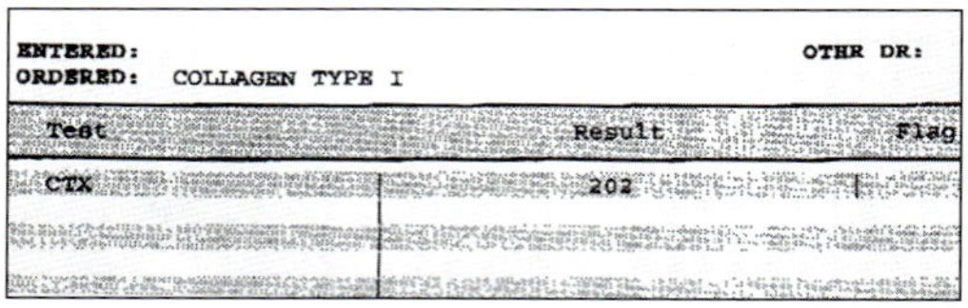

ENTERED: OTHR DR:
ORDERED: COLLAGEN TYPE I
Test Result Flag
CTX 202

図6-12c この202 pg/mLというCTX値は150 pg/mLをはるかに超えており，よって骨壊死に対するきわめて低いリスクを表す．

により夕方から夜までに値が高くなるので，空腹時の早朝血が採取されるべきである．血清は，凝固するのに最低15分待った後に検査できる．また，そのサンプルは室温で16時間以上，冷蔵下で3日間，冷凍下で3か月まで確実に保存できる．現在，この検査は厳密なプロトコールの下でQuest Diagnostic/Nichols社により実施されている．

CTXは，I型コラーゲン中の架橋鎖からのC-末端テロペプチド関連フラグメントの血清レベルを測る．これは，骨吸収過程において破骨細胞により切断された骨I型コラーゲン中の架橋ペプチドに由来する比較的特異的なカルボキシル基末端フラグメントである(図6-12)．破骨細胞性骨吸収から生じた同様のコラーゲン分解産物は，骨の同じ架橋ペプチドのアミン末端で生じ，*NTX*として知られている．しかし，Rosenら[4]が示したように，CTXは骨吸収にもっとも密接に関連しており，吸収阻害治療の効果に対して特異的に関連している．実際，この検査は骨代謝回転抑制の程度の評価に特に有用であり，そのために，ビスフォスフォネート経口薬の使用に関連する顎骨壊死のリスク評価に有用である．

ビスフォスフォネート経口薬誘発骨壊死の予防

ビスフォスフォネート経口治療の開始前

歯と口腔の前準備

ビスフォスフォネート経口薬誘発骨壊死の予防には，治療担当内科医と患者の歯科

医療チーム間に密接で相互的な協力や情報交換が必要となる．これは，骨減少症や骨粗鬆症，あるいは他の適応となる病状を治療するために，ビスフォスフォネート経口薬を勧める内科医によって始められる．理想的には，内科医はビスフォスフォネート経口治療を始める前に，歯科的評価のために患者を紹介するだろう．歯科医は適切なエックス線写真を用いてすべての口腔診査を遂行すべきである．そして，侵襲的な歯科治療の必要性を防ぐことを目的とした治療計画の下に継続的に管理するべきである．ビスフォスフォネート静注薬の投与を必要としているがん患者のために，歯科医が既知の歯科的リスク因子を減少かつ／あるいは消失させる2か月の間，内科医は治療を遅らせるよう依頼されるかもしれない．ビスフォスフォネート経口薬は，腸内でほとんど吸収されないため，ビスフォスフォネート静注薬よりも非常に緩徐に骨へ蓄積する．したがって，骨露出発現のリスクは3年間の継続服用までは顕著とならず，そのため，歯科的な健康改善のためのタイムテーブルはより融通性のあるものとなる．それでも，救済不能な歯や多小葉型の骨隆起は除去されるべきである．もし必要ならば，すべての歯周治療や根管治療，修復もしくは補綴治療が提供されるべきである．もし選択されるならば，歯科インプラントはこの時期に埋入できる．しかし，ビスフォスフォネート治療を続けている患者や3年を超えて継続服用している患者に対するのと同様に，インプラントの脱落やビスフォスフォネート経口薬に関連する骨露出の可能性に関してインフォームド・コンセントが得られなければならない．

最善の歯科的健康を維持する患者は，歯性膿瘍や歯周病の発現リスクを減少させ，同様に，抜歯や歯周外科，歯科インプラント埋入，その他の侵襲的な歯科的処置を要する可能性も減少させる．このような処置は，多数の症例がビスフォスフォネート経口薬誘発骨壊死になることを予防するとしても，すべての症例を予防することはできない．ビスフォスフォネート経口薬に関連する自然発生的骨露出は，特に臼歯部舌側皮質骨において，症例の約50％にみられる（図6-13）．これらの自然発生的な露出は，最善の歯科的健康を有し，優れたプラークコントロールを示す患者にも生じるが，このことは，この種のビスフォスフォネート経口薬誘発骨壊死は最良の歯科的処置をもってしても予防できないことを明確に示している．

ビスフォスフォネート製剤の断続的使用

ビスフォスフォネート誘発骨壊死の発生を減らすための2番目の方策は，治療担当内科医によって，患者の必要性に適切に対応した断続的な服用計画と，より頻繁な監視を実施することである．現行のビスフォスフォネート経口薬投与は，大腿骨，股関節部，腰椎のBMD計測に基づくことが明らかとなってきた．ビスフォスフォネート製剤の顎骨における作用は，これらの骨の

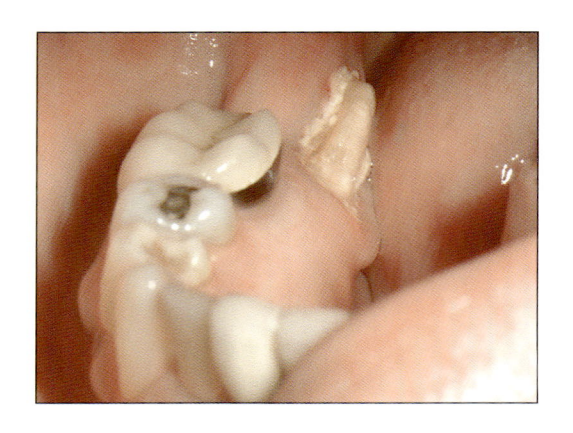

図6-13 ビスフォスフォネート経口薬誘発骨壊死を示す骨露出.

10倍なので，顎骨は相対的に過剰な投与を受けることも明らかである．すなわち，大腿骨，腸骨，腰椎，長管骨に対する治療投与量は，顎骨に対しては有毒な投与量に相当する．

このタイプの器官特異的毒性は医学において新しいことではなく，たとえば，この概念はジギタリス製剤に関連して良く知られている．ジギタリスは，心臓の収縮性に治療的周期変動性の影響を与え，そのうえ，量特異的な心毒性を有するが，増加した投与量は他の器官に対して有毒ではない．この類似性を拡大させると，ビスフォスフォネート製剤の骨に対する毒性がプレドニゾンにより増強することと同じように，ジギタリスの心毒性は高カリウム血症により増強する．したがって，骨の生理学的観点からは，すべての骨へのビスフォスフォネート経口薬の急激な蓄積，顎骨における10倍に増加した感受性，そしてビスフォスフォネートの長い半減期など，すべての因子がビスフォスフォネート経口薬誘発骨壊死の発現に関与している．しかし，ビスフォスフォネート経口薬が中止されると，大部分の症例で露出骨の回復と自然治癒が起こっているが，このことは，一般的に骨髄の前破骨細胞集団が再生できることを示している．さらに，ビスフォスフォネート経口薬が6か月から1年間中止された場合，ビスフォスフォネート経口薬誘発骨壊死症例において局所的壊死組織除去は成功を収めてきた（図6-3, 6-4参照）．

したがって，骨減少症や骨粗鬆症の治療において，内科医はビスフォスフォネート経口治療の中断を考慮に入れることが推奨される．その際，BMDや血清CTX値を判定の基準として使用する．前述のように，骨の生理学的観点からも，骨ミネラル喪失の制御と同時に顎骨を骨壊死から保護することは，実現可能なゴールである．ビスフォスフォネート経口薬を2〜3年間使用し，その後の1年間は服用を中断する（ときには「drug holiday（休薬期間）」と記述される）という考えは理にかなっている．この勧告の強い裏づけは，骨粗鬆症に罹患した閉経後女性に対するフォサマック投与の10

年間にわたる研究結果である．この研究では，最初の3年以内にBMDは増加し，脊髄骨折は減少した．この研究の別の結果として，3年でビスフォスフォネート経口薬の服用を中止した集団は，ごくわずかで緩徐な減少を示しながらもBMDの改善が維持されたため，骨粗鬆症のコントロールが維持されていた．さらに，この集団では，骨折の増加が経験されないばかりか，骨代謝回転マーカーが改善して骨リモデリングの回復が示された．

この臨床試験は年1回のBMD検査を必要とするが，現在第三者保険機関により指示されている2年ごとの検査ではない．ビスフォスフォネート経口薬誘発骨壊死の認知につれて，骨減少症や骨粗鬆症の女性では，ビスフォスフォネート経口薬服用を一時的に中断することと，BMDをより注意深くモニターする必要性がでてきた．第三者保険機関，老齢者医療保険制度や，低所得者医療扶助制度の管理者は，この変化の必要性を認めなければならない．さらに，血清CTXや他の骨代謝回転マーカーは，休薬期間を必要とする時期を決定するのに有用である[5]．前述のとおり，100 pg/mL以下の血清CTX値は顎骨壊死の高いリスクを示す．このCTX値の場合には，ビスフォスフォネート経口薬中断の考えを，休薬期間として，あるいはビスフォスフォネート製剤以外の骨粗鬆症薬の代用をとおして，具体化することが推奨される．

重篤な骨粗鬆症の症例（すなわち，身長で2インチ以上の減少かつ／あるいは骨粗鬆症関連骨折の記録がある症例）では，6か月から1年間のビスフォスフォネート経口薬の中断はできないかもしれない．これらの症例において，患者は顎骨壊死発現のリスクか，1年間の「bisphosphonate holiday（ビスフォスフォネート製剤休薬期間）」の代用となるビスフォスフォネート製剤以外の代替薬物療法のいずれかを受け入れなければならない．代替薬物療法の実施により永久的にビスフォスフォネート製剤を回避することも検討されるかもしれないが，そのような決断は，大部分のビスフォスフォネート製剤以外の治療における不便さや費用とバランスをとらなければならない．

休薬期間中は，ビスフォスフォネート治療に対する一時的代用品として，あるいは永久的交代薬として，いくつかの代替薬剤が使用されるかもしれない．骨粗鬆症に対して承認されている代替薬剤には，ラロキシフェン（エビスタ，Eli Lilly 社）や，テリパラチド（フォルテオ，Eli Lilly 社），サケ・カルシトニン（ミアカルシン，Novartis 社）がある．

ラロキシフェンはエストロジェン受容体のモデュレーターであり，エストロジェン受容体と結合して特定のエストロジェン伝達経路を活性化し，他の経路を遮断する．また，ホルモン置換療法と類似するが，実際のホルモン置換のリスクはない．10,000人以上の女性が参加したラロキシフェンの臨床試験は，乳がんや子宮内膜がんの発生が増加しないことを示した．ラロキシフェンは，骨粗鬆症の女性におけるBMD増加

や骨粗鬆症関連の非外傷性骨折の予防に対し，ビスフォスフォネートと同等の効果がある．ラロキシフェンは，連日60 mgの用量で投与され，400単位のビタミンD補充とともに服用することが推奨されるが，毎月の費用は現在のところ84.99 USドルである．1-34遺伝子組換えヒト副甲状腺ホルモンであるテリパラチドは，ヒト副甲状腺ホルモン（PTH）の活性部位のアミノ酸配列である．ほとんどの臨床家はPTHを骨吸収と関連づけるが，骨吸収は，低カルシウム血症に反応してPTHが副甲状腺より分泌されたときの自然で生理的な現象である．しかし，20 μgの用量を連日投与されると，PTHは骨吸収ではなく骨芽細胞を刺激して新生骨形成を促す．ビスフォスフォネート製剤が骨梁結合性を改善せず，単に既存骨の骨密度を増加させるのと異なり，PTHは骨粗鬆症治療に理想的な弾性と骨梁結合性をともなう新生骨を生成する．テリパラチドの欠点として，その高額な費用―750 μg/3 mLの37日分で586.99 USドル―と自己注射式薬剤という現実がある．しかし，ペン型注入システムと小さく短い皮下針を用いる自己注射の容易さは，患者が注射を快く受け入れる助けとなっている．サケ・カルシトニンは，破骨細胞性骨吸収に対する天然の抑制物質であり，生理的なPTHの作用を自然に平衡させる．サケ・カルシトニンもまた経口投与できず，筋肉内あるいは皮下，あるいはスプレーにより経鼻的に投与されなければならない．経静脈的あるいは皮下注射の投与量は連日100単位であり，400単位のビタミンDとともに投与されなければならない．経鼻スプレーの投与量は，連日1回200単位である．サケ・カルシトニンの利点は，骨へ蓄積しないため骨リモデリングへの長期にわたる負の影響がないことであり，欠点は，経鼻スプレーや注入用機器の不便さである．経鼻スプレーの費用―約1か月使用できる3.7 mlボトルが100.10 USドル―は，1日投与あたり21.04 USドル，1か月投与で630.20 USドルとなり，注射型の費用よりもかなり安価であるが，それでもテリパラチドの費用より高価である．

ラロキシフェンとテリパラチドは，ヒトに用いる投与量の3〜60倍量が投与されると，マウスにおけるがん発生の増加に関連することは注目されるべきである．ラロキシフェンは雌性マウスにおいて子宮腫瘍の増加に関連し，一方，テリパラチドはラットにおいて骨肉腫発生の増加に関与していたが，これら2種の薬剤はともにヒト悪性腫瘍の増加とは関連しなかった．

ビスフォスフォネート経口薬治療中の患者において

われわれのデータや経験，そしてリスク評価より，つぎに述べる勧告が明白となった．ビスフォスフォネート経口薬の服用期間が3年未満で，臨床的，放射線学的にリスク因子をもたない患者に対しては，口腔顎顔面外科医や歯周病専門医，他の歯科医

療提供者が一般的に計画した手術の変更や延期は必要ない．しかし，もし歯科インプラントが埋入されて，患者がビスフォスフォネート経口薬を継続服用する場合には，インプラントの失敗や顎骨壊死発生の可能性に関してインフォームド・コンセントを得るべきであると提案する．このような患者は定期的なリコール計画に置かれるべきである[6]．さらに，これらの患者の経過観察を提案するため，また，本章で取り上げたビスフォスフォネートの投与量の変更や休薬期間中，ビスフォスフォネート代替薬の処方などを提案するために，ビスフォスフォネート経口薬を処方する医療提供者に連絡をとることが推奨される．

ビスフォスフォネート経口薬の服用が3年未満で，少なくとも1つの医学的リスク因子を有する患者に対しては，処方内科医へ相談することと，ビスフォスフォネート経口薬を最短3か月間中断する(休薬期間)という勧告がなされることを助言する．3か月後の血清CTX検査が推奨されるが，150 pg/mL未満のCTX値は，手術が延期され，休薬期間がさらに3か月間継続されるべきであることを示している．もし，血清CTX値が150 pg/mL以上であれば，計画された手術を実施することや，きわめて少ないながらも顎骨壊死のリスクがまだ存在することについて，インフォームド・コンセントを得ることは理にかなっている．ビスフォスフォネート製剤の使用は治癒後3か月まで再開するべきでない．

ビスフォスフォネート経口薬を3年以上服用している患者に対しては，どんなリスク因子も関係なく，処方内科医に連絡をとり，処置前3か月間ビスフォスフォネート経口薬を中断するため，そして処置後3か月まで使用再開を控えるための勧告を受けることを助言する．さらに，血清CTX骨代謝回転マーカー検査を，最初の口腔診察時と処置を行う直前に施行することも望ましい．最初のCTX値にかかわらず，手術時のどんな増加でも，減少したリスクの一端を表している．150 pg/mL以上の値は，この患者群の手術に際して最低限の必要条件である．

ビスフォスフォネート経口薬服用時の口腔外科手術の緊急的必要性

対症的な処置では不十分なときに，本当に緊急な口腔外科手術，すなわち化膿した歯の抜去，疼痛軽減と感染制御のための膿瘍の排膿処置や，さらなる処置が必要な患者は，感染と疼痛が持続するのを放置されるよりも処置を受けたほうがよい．その間，骨髄の前破骨細胞の集団は，ビスフォスフォネート経口薬の3か月間の一時中断により，骨治癒能力を獲得するには十分な程度に回復する．それぞれの症例において，未治療の感染に起因するかもしれない感染症や合併症の原因を除去することは，ビスフォスフォネート経口薬誘発骨壊死のリスクより優先される．しかしながら，治癒上

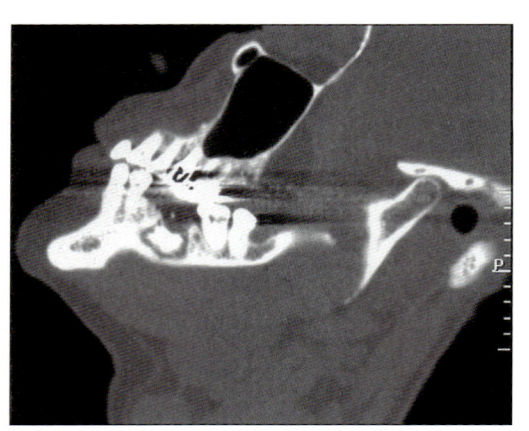

図6-14a ビスフォスフォネート経口薬誘発骨壊死患者のコンピュータ断層撮影（CT）矢状断像. ビスフォスフォネート経口薬の一時的中止に反応して，腐骨と分離化が認められる.

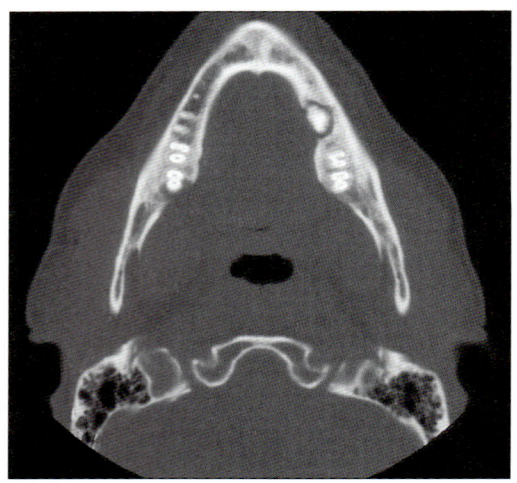

図6-14b CT水平断像. 舌側皮質骨と歯槽堤の舌側半分に生じた腐骨を認める.

の合併症, 持続的な感染症, 骨露出などのリスク増加に対するインフォームド・コンセントは得られなければならない.

確立したビスフォスフォネート経口薬誘発骨壊死の治療

前述のとおり，ビスフォスフォネート経口薬による骨壊死は，通常，ビスフォスフォネート静注薬による骨壊死より拡大範囲が狭く，ビスフォスフォネート中断に対してより良い反応を示す. したがって最初のステップは, 診断を確定することと, 骨露出ならびに／あるいは顎骨の感染をきたす他の原因を除外することである. 他の原因としては, 照射報告のない放射線治療による放射線性骨壊死, 露出骨に至らないか, あるいは露出骨をともなわない, ありふれた歯性膿瘍, 3年以上のビスフォスフォネート使用歴の確認などにより除外されうる骨髄炎であり, そして／あるいは150 pg/mL未満のCTX値（患者はそれまでにビスフォスフォネート使用を一時中断していないとの仮定の下, CTX値はビスフォスフォネート中断後緩徐に上昇する）により除外されうる骨髄炎である.

いったん, ビスフォスフォネート経口薬誘発骨壊死と診断されたなら, 骨減少症や骨粗鬆症を監視してビスフォスフォネート

確立したビスフォスフォネート経口薬誘発骨壊死の治療

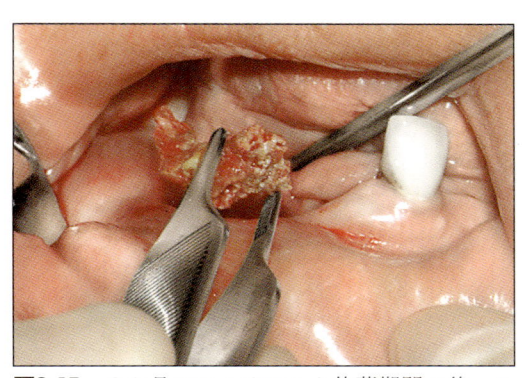

図6-15　6か月のフォサマック休薬期間の後，この腐骨はその直下の生存可能な骨から容易に除去された．

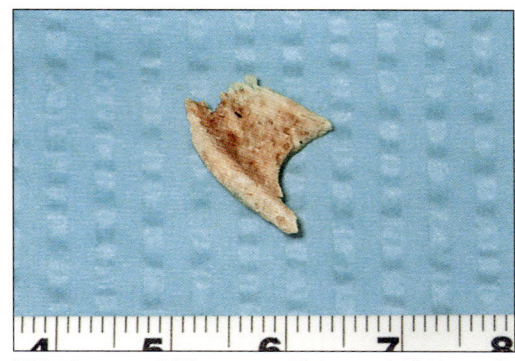

図6-16　この症例における露出した歯槽骨は比較的小さく（1cm×1cm），よって重大な骨欠損には至らなかった．

経口薬を処方している内科医には知らせなければならない．1年間ビスフォスフォネート経口薬を中断し，代わりとなるビスフォスフォネート以外の骨粗鬆症薬の使用を始めるために，あるいは投薬を一時中断して患者を厳重に監視するために勧告がなされるべきである．口腔顎顔面外科医は，この初期段階において，壊死組織除去を遂行しようとする衝動を我慢するよう強いられる．積極的なビスフォスフォネート経口薬治療中や短期間の休薬後に遂行された壊死組織除去は，さらなる露出骨の発生や壊死範囲拡大のリスクを冒す．いったんビスフォスフォネート経口薬が中断されると，回復した破骨細胞群は，隣接する生存骨から壊死病巣を分離して腐骨を形成しようとし，壊死病巣周辺部の骨を吸収し始めるだろう（図6-14）．約60％の患者において，この骨吸収・壊死層分離の過程は6か月から1年の間に完了するまで継続し，露出骨が手術の介在なしに治癒するのが観察される（図6-1, 6-2参照）．残りの40％の患者では，この過程は不完全であり，手術的な壊死組織除去を必要とする．しかしながら，手術的壊死組織除去はより簡単である．なぜならば，壊死範囲は隣接する生存骨から良く識別され，手術部位は治癒するからである（図6-15）．この壊死組織除去は，主に壊死骨部にある歯の抜去や歯槽骨の切除であり（図6-16），頰舌側の粘膜骨膜弁の一次閉鎖をともなう．連続離断術（これは，抗菌薬のコントロールに抵抗性を示すビスフォスフォネート静注薬誘発骨壊死の少数例において必要とされる）を求めるべきではない．しかし，稀な症例では，ビスフォスフォネート経口薬誘発骨壊死が，プレドニゾンの長期間にわたる継続ならびに／あるいは併用使用にともない，非常に重篤になるかもしれ

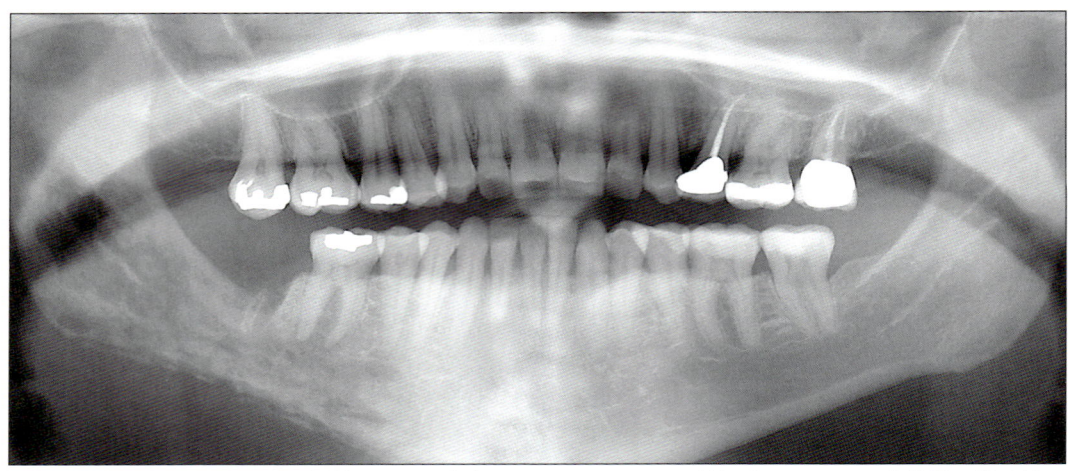

図6-17 フォサマックを10.2年間服用した患者のパノラマエックス線写真において，広範囲の骨破壊が明瞭に認められる．

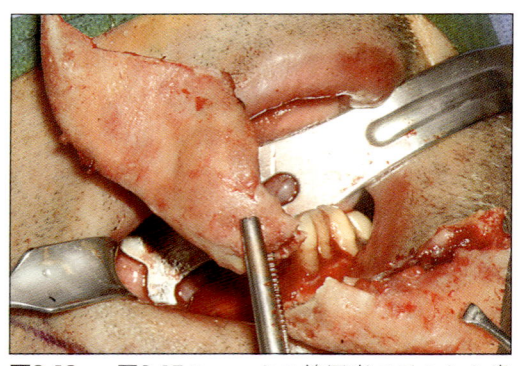

図6-18a 図6-17のエックス線写真で示された患者に切除手術を施行中，骨折をともなう壊死骨が認められた．

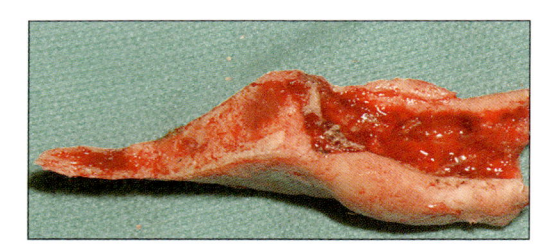

図6-18b 緻密な無血管性の骨と骨髄壊死は，ビスフォスフォネート誘発骨壊死の切除検体における一般的な所見である．

ず，同様に連続離断術が必要になるかもしれない（図6-17, 6-18）．

　ビスフォスフォネート経口薬誘発骨壊死から回復した後に，残存骨は生存可能であることが期待される．結果的に生じた骨や歯の欠損は，もし患者がビスフォスフォネート経口薬を再開するならば，インプラント維持ではない固定式あるいは可撤式の装具により修復される．しかし，ビスフォスフォネート経口薬が骨粗鬆症代替薬に交換されるなら，歯槽部と欠損歯の修復のため，歯科インプラントおよび／あるいは骨増生術の選択が可能となる．

参考文献

1. Bone HG, Hosking D, Devogelaer JP, et al. Ten years' experience with alendronate for osteoporosis in postmenopausal women. N Engl J Med 2004;350:1189–1199.
2. Reginster J, Minne HW, Sorensen OH, et al. Randomized trial of the effects of risedronate on vertebral fractures in women with established postmenopausal osteoporosis. Osteoporos Int 200;11:83–91.
3. Marx RE, Sawatari Y, Fortin M, Broumand V. Bisphosphonate-induced exposed bone (osteonecrosis/osteopetrosis) of the jaws. Risk factors, recognition, prevention, and treatment. J Oral Maxillofac Surg 2005;63:1567–1575.
4. Rosen HN, Moses AC, Garber J, et al. Serum CTX. A new marker of bone resorption that shows treatment effect more often than other markers because of low coefficient of variability and large changes with bisphosphonate therapy. Calcif Tissue Int 2000;66:100–103.
5. Johnston CC Jr, Bjarnason NH, Cohen FJ. Long-term effects of raloxifene on bone mineral density, bone turnover, and serum lipid levels in early postmenopausal women: Three-year data from 2 double-blind, randomized, placebo-controlled trials. Arch Intern Med 2000;160:3444–3450.
6. Starck WJ, Epker BN. Failure of osseointegrated dental implants after diphosphonate therapy for osteoporosis. A case report. Int J Oral Maxillofac Implants 1995;10:74–78.

病的な臨床症例集 7

千葉　博茂・香月　武 訳

　本章では，著者が実際に取り扱った12の症例を提示する．理解と比較を容易にするため，各症例の詳細を以下の見出しに沿って示す．すなわち，患者の主訴，関連する医科病歴の要旨を含む現病歴，検査所見，診断および評価の要点，提供された治療，治療の結果，そして症例からの教訓である．関連があるものについては，著者と他の開業歯科医や担当医との間で交わされた議論，患者自身との間で交わされた議論に至るまで，その詳細を明らかにする．

　現在まで著者が個人的に治療した約119例のビスフォスフォネート誘発骨壊死例のうち，ここで提示する症例は，平均的な開業歯科医を受診しそうな，もっとも典型的な範疇の患者である．リスクを評価し，薬物と投薬量を選択し，外科処置を計画する際に考慮される特定の項目を，他の症例に応用できるように提供した．同様に，著者の問題解決のための手法は，患者を診断し治療計画を立案するという重大な局面にある他の医師の指針になるかもしれない．全体として本章では，前の6つの章で紹介された特定の概念と原則の実際的応用について記述する．

7 │ 病的な臨床症例集

症例1

ステージIa　ビスフォスフォネート静注薬誘発骨壊死

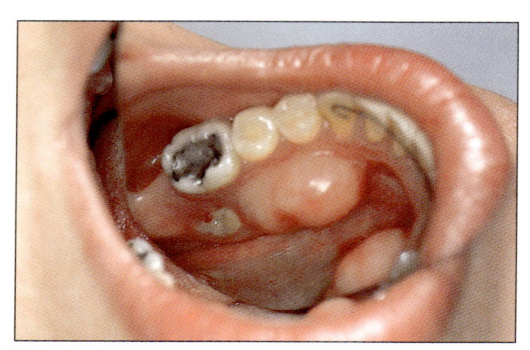

図7-1　下顎隆起に生じた0.5 cm×1 cmの露出骨で，二次的感染の徴候はない．

主　訴
「骨の露出．」

現病歴
　39歳，女性．15か月前，切開生検によって乳がんと診断された既往がある．診断時に，いくつかの転移病巣が胸椎で見つかった．治療は，シクロホスファミド，タモキシフェン，ドキソルビシンを併用し罹患胸部に一次放射線治療を受けた．同時に，3週ごとのゾメタ（ゾレドロネート）4 mgの静脈内投与（IV）も開始され，これにデキサメタゾン12 mgが併用された．3か月前，患者は左側下顎隆起上に骨が露出しているこ

とに気づいたが，発症契機や同部位への外傷を思い出すことができず，露出骨は無痛性で大きさに変化はなかったと述べている．

検　査
　露出骨は白色で無血管様であった．大きさは0.5 cm×1 cmで，複数の大きな下顎隆起の1つに生じていた（図7-1）．排膿はなく，パノラマエックス線写真では骨溶解像を認めなかった．歯列は健全で，プラークコントロールは良好であった．

評価の要点
1．本症例の乳がんは，診断時の年齢が若く，転移も存在していることが気がかりである．維持化学療法あるいは他の化学療法も必要であり，ゾメタもデキサメタゾンも中止することができないであろう．ゾメタの中止は，すでに露出した骨を改善しないが，他部位に骨露出が発生するリスクを低下させることができる．
2．下顎隆起は，臨床的にビスフォスフォネート誘発骨壊死がもっとも発現する部位である．
3．露出骨は生きてはいないが，臨床的に感染の徴候はない．

診 断

　この骨露出の症例は，壊死骨の大きさ，期間（8週間以上治癒しない），エックス線写真で骨溶解のない無症候性であることなどに基づき，ステージIaビスフォスフォネート静注薬誘発骨壊死に相当する．

治 療

　現時点では，この患者の最善の治療法は毎日3回，0.12％クロルヘキシジンによる洗口である．露出骨は疼痛，感染がないことから，抗菌薬の適応ではない．ゾメタ治療を継続する必要性を考慮して，下顎舌側隆起に細心の注意を払いつつ，歯と歯周組織を定期的に検査する3か月ごとの口腔監視スケジュールを実施すべきである．

結 果

　この患者は3年間，良好にコントロールされた．転移病巣は残るが，長期にわたり増大しなかった．一時期，露出骨周辺にわずかな紅斑をともなう疼痛を認め，ペニシリンVK 500 mgを1日4回，1か月間投与した．この治療により疼痛は消失し，それ以来，0.12％クロルヘキシジン洗口を続け，疼痛のない状態を維持している．

症例のポイント

1．この患者のビスフォスフォネート誘発骨壊死は，診断後すぐにゾメタ療法の継続を考慮に入れた単純な治療法でコントロールされた．
2．ゾメタ療法は，転移病巣による痛みをともなう消耗性の骨折を予防し，おそらく死に至るのを防止するのによく貢献した．
3．現代の乳がん治療は，進行性のがんや転移性病変がある人びとでさえ，しばしば長期生存を可能にするが，多くの患者がこのような治療による合併症を生じる可能性がある．

7 病的な臨床症例集

症例2

ステージⅢb　ビスフォスフォネート静注薬誘発骨壊死

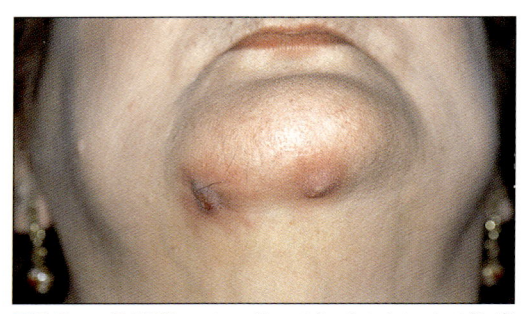

図7-2a 長期間のアレディアとゾメタによる治療の結果，下顎下縁部の露出骨から生じた排膿をともなう瘻孔．

主　訴
「膿瘍が生じている．」

現病歴
　59歳，女性．14年前に両側の原発性乳がんを発症し，両側の根治的乳房切除を受け，右側は放射線治療されたが，左側には施行されなかった．最初の5年間はタモキシフェンによる維持化学療法を受けた．3年後に，椎体と右側股関節に多発性の転移病巣が発見された．疼痛管理のため，それぞれの転移病巣は放射線照射を受け，3週ごとにアレディア（パミドロン酸）90 mgの静脈内投与が開始された．2年後，3週間ご

とのゾメタ4 mgの静脈内投与に変更され，4年間継続されたが，デキサメタゾンは投与されなかった．
　下顎前歯の動揺と疼痛からなる顎骨の不具合は4年前に始まった．それらの歯は抜去されたが，抜歯窩は治癒せず，その周囲に治癒不全の露出骨が4年間残存していた．2年前に2か所の瘻孔が発生し，そこから排出する膿汁の量は毎日変動した．患者は過去2年間，クリンダマイシン300 mgを1日3回服用したが，症状は改善せず，腫脹，疼痛，排膿が増加した．

検　査
　下顎は左側第一大臼歯，第二小臼歯を除き無歯顎で，それらは動揺度3度であった．下顎正中部付近の下縁のレベルに排膿をともなう2か所の瘻孔があり（図7-2a），それぞれわずかに膿汁を排出し，周囲2 cmは発赤し下顎下縁までプローブが挿入できた．下顎正中部は腫脹し，触診すると疼痛を訴えた．
　口腔内の露出骨は比較的小さかったが（1 cm×1 cm）（図7-2b），プローブを挿入すると頬・舌側の粘膜下に下顎骨に付着しないより広い部分が存在することが確認された．
　パノラマエックス線写真では，下顎前方部の全体的な骨硬化像の中央に広範囲の骨

症例2：ステージⅢb　ビスフォスフォネート静注薬誘発骨壊死

溶解像を認めた(図7-2c)．骨溶解は下縁まで達し，2本の残存歯の周囲にはほとんど骨が認められなかった．骨のある部位では歯根膜腔は著明に拡大し，広範囲の骨溶解にもかかわらず，エックス線写真上も臨床的にも下顎骨骨折の形跡はなかった．

上顎は無歯顎で，露出骨あるいはエックス線写真上の変化は認められなかった．

図7-2b　1 cm×1 cm の露出骨は，ビスフォスフォネート静注薬誘発骨壊死を示し，排膿をともなう瘻孔の原因である．

評価の要点

1. 両側の乳がんと広範囲の転移にもかかわらず，患者は14年間生存し，現在もそれらは制御されている．歯科医療チームの目標は，効果的に見える現在の治療法を腫瘍専門医が継続できるように露出骨を管理し，明らかな二次感染と疼痛を制御することである．本症例のように，乳がんはときに両側に発生し，原発腫瘍の根絶に成功した後，転移が臨床的あるいはエックス線写真上に何年間も発現しない可能性に留意しなければならない．

2. ビスフォスフォネート誘発骨壊死は予想どおり歯槽骨から始まり，前歯の動揺を生じた．抜歯時に骨は致死的だったかもしれず，あるいは抜歯時の外傷が，すでにビスフォスフォネートによる骨のリモデリング／再生の抑制を受けていた歯槽骨を致死的な状態に追い込んだのかもしれない．

3. エックス線写真では，臨床的な露出骨の量から推測される以上に増悪していた．臨床医はこの「氷山の一角」型の症

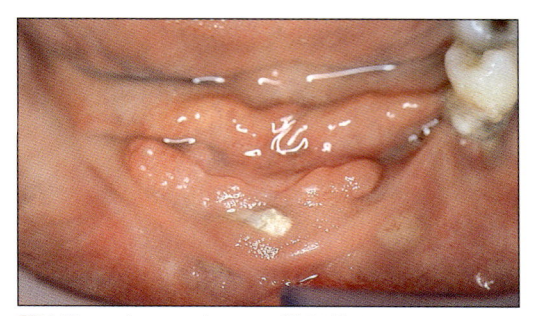

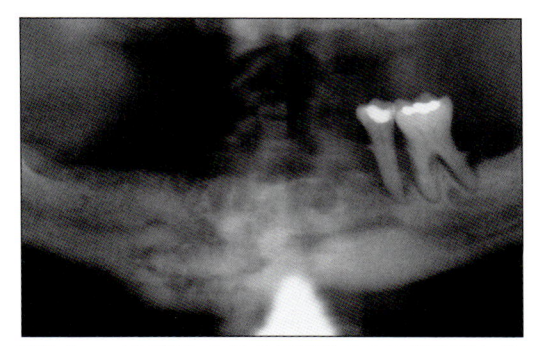

図7-2c　本症例における歯槽骨から下顎下縁に及ぶ骨硬化と骨溶解の混在は，ビスフォスフォネート誘発骨壊死の典型像である．

状に油断してはならない．

4. 下顎下縁と瘻孔にまで進展する骨溶解は，二次感染により形成される．この種の感染症にもっとも関連する微生物は放線菌で，クリンダマイシンが放線菌属に対してわずかな効力しか示さないことが，感染が顕著に減少しなかった理由である．そのうえ，クリンダマイシンは一般にその菌種と関連した2つの共同病原体である Eikenella およ

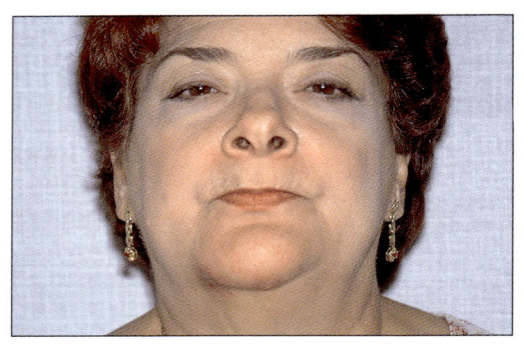

図7-2d 初回の抗菌薬投与後，疼痛は消失し瘻孔周囲の紅斑は改善したが，口腔内の露出骨と瘻孔は予想どおり残存した．

び *Moraxella* に対しても効力がない．
5．2本の残存歯の周囲骨はおそらく死んでいるであろう．そのような患者では，一般的にさらなる抜歯を回避するよう勧告されているが，本症例では，歯の存在が抜歯以上に骨を危険にさらすので，例外的に抜歯適応となった．
6．化学療法に加えて効力のあるビスフォスフォネート製剤を2種類投与されたものの，デキサメタゾンの使用歴のない患者に重篤な骨壊死が発現したことは，ステロイドの併用が必ずしも骨壊死の発生に必要ではないという知見を強調するものである．

診 断

疼痛，広範囲の骨溶解，口腔皮膚瘻に基づき，本症例はステージⅢbビスフォスフォネート静注薬誘発骨壊死に相当する．

治 療

もし，本症例の臨床像およびエックス線像が放射線性骨壊死あるいは原発性の骨髄炎を示すとすれば，治療の第一選択は切除である．しかし，ビスフォスフォネート誘発骨壊死の治療ポイントはまったく異なる．第1に，高圧酸素療法は放射線性骨壊死と異なり，ビスフォスフォネート誘発骨壊死の治療では効果がない．第2に，放射線性骨壊死や原発性の細菌性骨髄炎の両者と異なり，ビスフォスフォネート誘発骨壊死ではしばしば上下顎のすべての部分が障害される．そのため，障害されていない骨を切除することはいっそう困難である．結論として，広範囲の露出骨あるいは骨溶解の存在にもかかわらず，切除は一般的に難治例だけに考慮すべきである．本症例では最初にペニシリン VK 500 mg を1日4回，メトロニダゾール500 mgを1日3回，3週間投与された．

結 果

瘻孔は残存したままであったが，紅斑は消失し瘻孔からの排膿は止まった（図7-2d）．疼痛は臨床的な感染症状とともに消失し，口腔内の露出骨は変化せず残存した．3週間後に，メトロニダゾールは中止され，ペニシリン VK 500 mg，1日4回を1日2回に減量し維持された．

本書を執筆している時点で，患者はすでに4年間経過観察され，両側の乳がんという最初の診断から18年以上も生存している．転移病巣は明らかな進行もなく，抑制状態

症例2：ステージⅢb　ビスフォスフォネート静注薬誘発骨壊死

に保たれている．継続中のタモキシフェン投与に加え，ゾメタ4mgの治療が残っていたが，投与間隔をさらに開けて3か月に1回のスケジュールで投与されている．下顎の2本の残存歯は抜去されたが，予想されたように抜歯窩は治癒せず，骨露出はさらに拡大した（図7-2e）．しかし，下顎骨は骨折せず，感染は制御されたが，1回だけ疼痛と腫脹が再燃し，それに対しメトロニダゾール500mgの1日3回投与に加えペニシリンVK 500mgを1日4回，3週間の投与が必要であった．

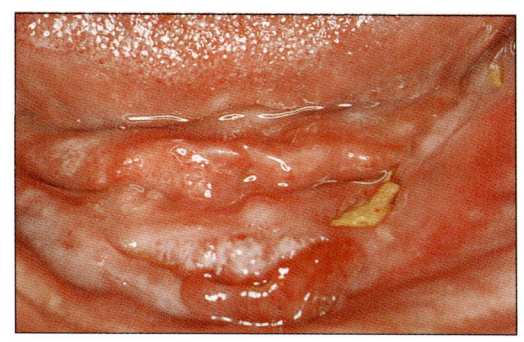

図7-2e　2本の残存歯の抜去後，さらに露出骨が生じた．

症例のポイント

1. ステージⅢb ビスフォスフォネート誘発骨壊死の診断にもかかわらず，この患者は疼痛もなく，骨は露出したものの良好に機能する状態を維持した．病的骨折は回避され，気管切開や大掛かりな再建に至る可能性が高い下顎前方部の切除は回避された．
2. 他の骨髄炎であればクリンダマイシンと高圧酸素療法は有益な補助的治療手段であるが，ビスフォスフォネート誘発顎骨壊死の治療では果たすべき役割はない．
3. 骨壊死の良好なコントロールにより，腫瘍専門医が維持化学療法を継続し，通常より投与間隔をあけたゾメタ療法を継続することが可能となった．

7 | 病的な臨床症例集

症例3

ステージⅢb　ビスフォスフォネート静注薬誘発骨壊死

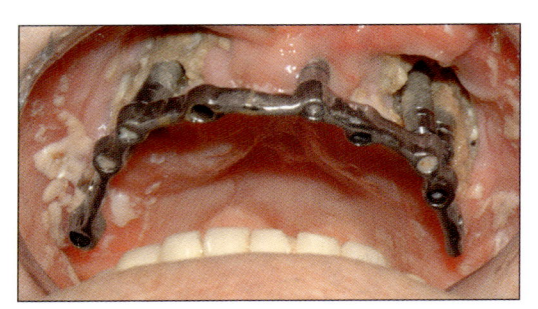

図7-3a ビスフォスフォネート静注薬誘発骨壊死の結果生じた，骨とインプラントの露出．骨喪失と壊死骨にもかかわらず，インプラントは十分な安定性が維持され義歯を支えていた．免疫抑制を強く示唆するカンジダ症の白斑に注目．

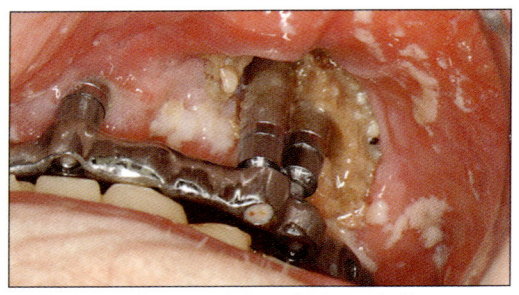

図7-3b 骨露出と骨喪失が進展した部位では，口腔鼻腔瘻が生じていた．

主　訴

「インプラントが痛い．」

現病歴

72歳，男性．9年前に多発性骨髄腫と診断され，最初にボルテゾミブとサリドマイドの化学療法を受け，5年前に骨髄移植を受けた．その時から現在まで，1か月ごとのゾメタ4mg静脈内投与が開始された．約3年前，6本の上顎インプラント—これらは多発性骨髄腫と診断される前に埋入され，上顎総義歯を機能的に保持している—が周囲骨とともに露出し始めた．時間とともに骨露出部は拡大し続け，排膿と悪臭が生じるようになった．最近，多発性骨髄腫は再燃し，血清と尿中の骨髄腫タンパク質，貧血，疲労感，黄疸と背部痛が増大し，著者が診察する1か月前にボルテゾミブの投与が再開された．

検　査

　一般検査では，この患者は虚弱でいくぶん栄養不足であった．上顎歯槽突起は全体的に露出し，外見は灰色から茶色に変色し，6本のインプラントを保持していた．インプラントは臨床的に堅固で，今なお，それらを連結するHaderバー上に義歯が装着されていた（図7-3a）．露出骨から少量の化膿性滲出液が排出し，ミラーハンドルで除去可能なカンジダ症を示唆する白苔も認められた．口腔鼻腔瘻もしくは口腔上顎洞瘻が明らかに認められた（図7-3b）．パノラマエックス線写真では上顎に斑状の骨溶解がみられた（図7-3c）．

症例3：ステージⅢb　ビスフォスフォネート静注薬誘発骨壊死

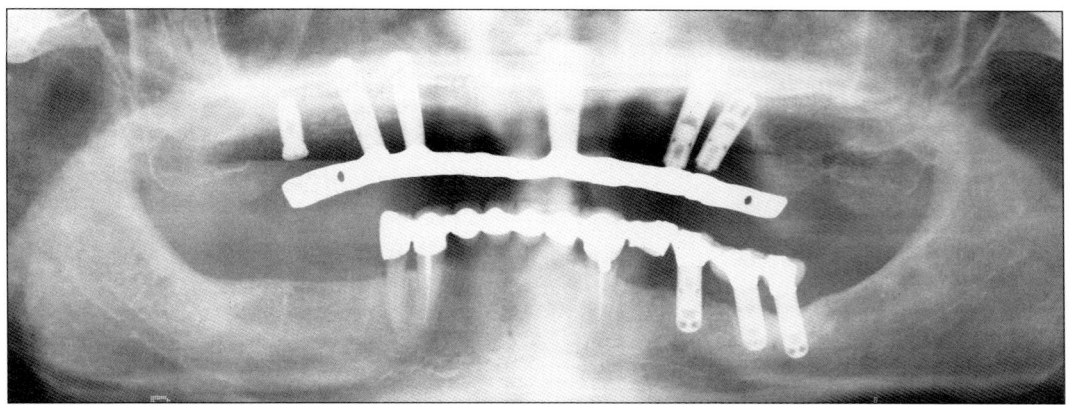

図7-3c　歯科インプラント周囲の骨喪失に加わった骨硬化と骨溶解．

評価の要点

1. 多発性骨髄腫は，いったん緩解した後に再燃すると予後不良である．そのため，この患者は他の薬剤を補充される可能性もあるが，おそらく現在の化学療法が継続され，ゾメタも同様に継続されるであろう．

    本症例の口腔治療の目標は，患者の疼痛と排膿を軽減することである．

2. できるかぎり手術は回避されるべきである．なぜなら，この患者には大きな手術／麻酔のリスクがあり，上顎のこのような露出骨の量は，塞ぐことができない程の大きな口腔・上顎洞・口腔鼻腔にわたる外科的欠損を生じることになるからである．今なお義歯を装着することが可能なので(インプラントが明らかに腐骨内にあったとしても)，この機能を取り去る手術を行う説得力のある理由はなく，義歯を装着し続けることができる．

3. 白苔はおそらくカンジダ症であろう．カンジダ菌は通常の培地で簡単に培養できるので，確認のために培養あるいはKOH塗抹検査が施行される．しかし，これだけ明瞭であれば，カンジダ症の診断は臨床的に可能である．最近，抗菌薬を服用していないにもかかわらず，カンジダ症が出現したということは，免疫不全を強く示唆するものであり，それ以外にも多発性骨髄腫の再燃の徴候を示すもので，治療計画に必ずそれを含める必要がある．

診　断

大量の露出骨の存在と疼痛があることから，本症例は上顎のステージⅢbビスフォスフォネート静注薬誘発骨壊死に相当する．

治 療

　この骨壊死は，包括的管理のため最初は入院下で治療された．スルバクタム1gとアンピシリン2gからなる抗菌薬の6時間ごとの静脈内投与が開始された．ナイスタチン経口懸濁液100,000単位／mLを5mL，1日4回の含嗽と排唾に加え，創部ケアのため0.12％クロルヘキシジンを用いた直接洗浄を6時間ごとに行った．これらの方法で口腔ケアを行い，経鼻胃栄養チューブが留置され，サリドマイドとボルテゾミブ化学療法が再開された．貧血治療のためにエポジェンも開始された．

結 果

　10日間の入院後に口腔内の疼痛と栄養状態の改善が認められた．外来通院下に，1日4回のペニシリン VK 500 mg 経口投与，1日3回の0.12％クロルヘキシジン洗口，1日4回のナイスタチン500,000単位の経口懸濁液が継続された．6本のインプラントを動揺もなく支持している露出した壊死骨上に義歯が装着され，それにより半固形食／普通食を摂取する実用的な能力が維持された．多発性骨髄腫はさらなる化学療法に完全には反応せず，14か月後に昏睡に陥り，その1か月後に死亡した．

症例のポイント

1．再燃した多発性骨髄腫の予後は不良である．したがって，疼痛を管理し，機能を維持し，消耗する手術を回避する姑息的な治療法がこの症例の到達目標であった．

2．カンジダ属や他の酵母菌による感染は，しばしばビスフォスフォネート誘発骨壊死および／あるいは多発性骨髄腫に併発する．そのような感染症の徴候があれば探さなければならないし，存在するときは治療しなければならない．

3．壊死骨内のインプラントは必ずしも除去する必要はなく，臨床的に骨癒合している場合は口腔機能のために使われても良い．

4．ビスフォスフォネート誘発骨壊死のために計画された手術による欠損および機能障害は，つねにその利益と比較検討しなければならない．本症例の場合，姑息的な非外科的管理によって，残された15か月間における諸症状を制御したが，手術をすれば，口腔鼻腔・口腔上顎洞に大きな欠損を生じ，会話と摂食に困難をきたしQOLに悪影響をもたらしたであろう．

症例4
ステージⅢb　ビスフォスフォネート静注薬誘発骨壊死

主　訴
「ゾメタによる骨壊死がある.」

現病歴
　72歳，女性．1996年に腎がんと単発の骨転移と診断された．原発部位は腎切除で治療され，転移部位(腰椎)は6,600 cGyの放射線照射により治療され，エックス線写真上の評価では転移巣は消失した．その後，1999年に転移の証拠がない原発性乳がんを発症した．これは，根治的乳房切除で治療され，将来の転移に対する予防措置として，ゾメタ4 mgの3週ごとの静脈内投与が開始された．ゾメタ療法は1999年中頃から始まり，疼痛をともなう左側上顎臼歯の抜去のために中止した2004年12月まで継続された．上顎第一大臼歯は2005年3月に抜去されたが，抜歯窩は治癒せず疼痛が持続した．上顎第二小臼歯と第二大臼歯も疼痛が持続するため，引き続き抜去されたが，骨露出が拡大し疼痛が残存するだけであった(図7-4a)．担当歯科医は患者を耳鼻咽喉科医に紹介し，上顎半側切除が施行されたが，疼痛はまたも改善しなかった．患者はいまや重篤な疼痛，腫脹，持続する排膿，腐敗臭を経験している．ペニシリンに対するアレルギーがあるので，クリンダマイシン300 mgを1日3回服用したが症状は改善しなかった．

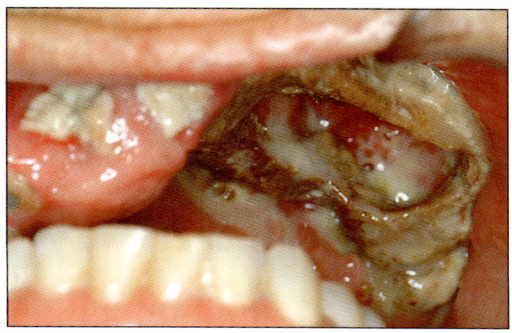

図7-4a　ビスフォスフォネート静注薬誘発骨壊死に対する上顎半側切除により，骨の切除断端全周に変色した壊死骨が露出した．

検　査
　典型的な上顎半側切除による欠損が左側上顎に認められる．骨の切除断端は露出し，茶色に変色している(図7-4a)．切除断端の粘膜は反転して収縮し，腫脹しており触診すると疼痛を訴える．切除断端をプロービングすると，粘膜は少なくとも1 cmの深さまで骨と接触しておらず，変色した骨が眼窩下縁および翼状突起まで進展している．さらに，化膿性滲出液が骨と粘膜の境界か

ら流出している．

評価の要点

1. 開鼻声と鼻腔への液体の逆流があるものの，最大の懸念は，疼痛とにおいである．
2. 上顎半側切除術により大量の骨を切除したにもかかわらず，実際のところ，症状は手術前より悪化し，骨断端は壊死している．
3. これ以上の手術は適切な選択枝ではない．なぜなら，露出骨が新たな切除断端に現れる可能性が高く，眼窩下縁も切除範囲に含まれるため，今は出現していない顔面の変形や眼球陥凹と複視の可能性もあるからである．
4. ペニシリンアレルギーという報告とクリンダマイシンに対する反応がないという病歴のため，代替抗菌薬を考慮する必要がある．
5. 腫瘍専門医は，一貫して明らかな転移が認められないため，ゾメタ再開を予定していない．それにもかかわらず，ゾメタの半減期はきわめて長いので，骨が自然に回復することや手術により良く反応することは期待できない．
6. 義歯／栓塞子が開鼻声や鼻腔への液体の逆流を減少もしくは消失させるとしても，腫脹と疼痛が存在するため，現時点では実際的でない．もし，腫脹と疼痛がコントロールできるのであれば，栓塞子は非常に有用である．

診　断

広範囲の骨露出，これまでの手術の失敗，疼痛，明らかな臨床的感染に基づき，この症例は上顎のステージⅢbビスフォスフォネート静注薬誘発骨壊死に相当する．

治　療

この患者は，毎日0.12％クロルヘキシジンの洗口とともに，レボフロキサシン500 mgとメトロニダゾール500 mgの連日経口投与で治療された．メトロニダゾールは胃症状が出現し10日後に中止されたが，レボフロキサシンは1か月間継続された．疼痛と腫脹は徐々に鎮静したが，露出骨は予想どおり残存した．

結　果

疼痛のない期間は4か月間続いた．再発性の疼痛と腫脹はレボフロキサシン500 mgを1日1回，3週間経口投与し解決した．症状は6か月後に急に再燃したが，レボフロキサシン 500 mgの1日1回，3週間の経口投与に再び反応した．このように断続的に発生する明らかな再感染と疼痛の繰り返しのため，栓塞子補綴物を製作することができず，そのため開鼻声や鼻腔への液体の逆流には何とか対処していた．腎がんおよび乳がんのいずれも再発はなく，転移の徴候もない．

症例のポイント

1. 抜歯もしくはその他の侵襲的な歯科処置前に，ゾメタあるいはアレディアを

症例4：ステージⅢb　ビスフォスフォネート静注薬誘発骨壊死

中断しても骨壊死を予防することは期待できない．

2．疑わしいが証明されない転移を予防するために，ビスフォスフォネート静注薬を適応外使用することは，腫瘍専門医によってしばしば行われる．ゾメタとアレディアは，小さい骨転移や大きい骨転移でさえもその進行を停止させるのにきわめて有効であるが，顎骨壊死という潜在的破壊力が認識されているため，このような適応外使用は正当化されない．

3．ビスフォスフォネート誘発顎骨壊死に対する積極的な侵襲手術は，症例によっては適応となる．しかし，この症例では上顎半側切除はおそらく不必要，もしくは施行されるのがあまりにも早すぎた．上顎半側切除を検討する前に，クリンダマイシン単独治療よりも体系的な抗菌薬投与スケジュールを試みるほうが好ましかった．

4．上顎半側切除は患者に利益をもたらさなかった．事実，疼痛と腫脹が継続し，口腔・鼻腔・上顎洞にわたる大きな欠損が残存したため，QOLを悪化させることになった．

5．この症例のように，レボフロキサシンはペニシリンアレルギーの患者に対するもっとも効果的なペニシリン代用薬である．メトロニダゾールはペニシリンとレボフロキサシンが有効でない嫌気性菌をカバーするため，その両者と併用すると効果がある．

6．いったん抗菌薬が中止されると，患者によっては感染症状が繰り返される．この理由から，ペニシリンアレルギーのない患者の標準治療としてペニシリンVK 500 mgの1日4回投与法が好ましい．耐性菌と毒性への懸念にもかかわらず，このようなペニシリンの定型処方は毒性がなく，長期投与でも継続的効果を示すことが判明している．この患者はペニシリンアレルギーのため，容量および時間依存性の毒性をもつレボフロキサシンを投与した．したがって，それは3～4週間だけ使用され，休薬期間中に何度か再感染が生じた．

7 | 病的な臨床症例集

症例5
ステージIIb　ビスフォスフォネート静注薬誘発骨壊死

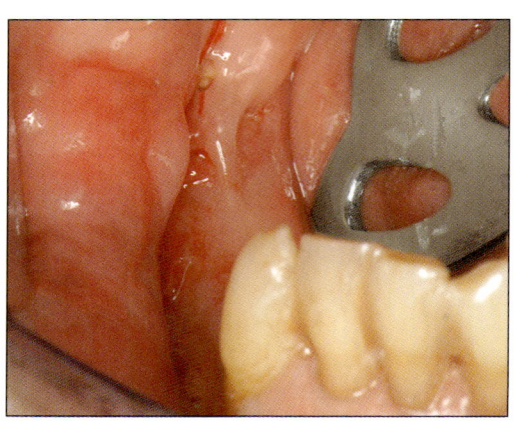

図7-5a 右側下顎大臼歯の抜去に続く疼痛をともなう露出骨.

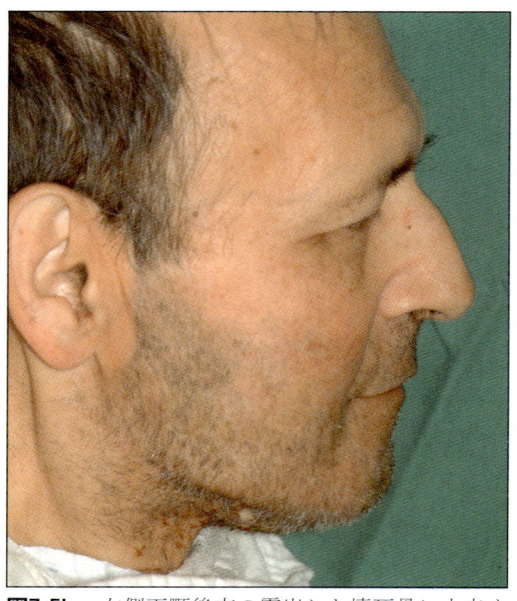

図7-5b 右側下顎後方の露出した壊死骨に由来する排膿をともなった口腔皮膚瘻.

主　訴
「顎の痛み.」

現病歴
　62歳，男性．2000年4月に多発性骨髄腫と診断された．多発性骨髄腫による広範囲の骨溶解により，数本の肋骨，骨盤と左側大腿骨が骨折した．最初はボルテゾミブ，サリドマイド，デキサメタゾンおよび血液浄化により治療された．2000年4月，フォサマック（アレンドロネート）70 mg，週1回の経口投与も始まったが，2002年10月に1か月ごとのゾメタ4 mg静脈内投与に変更された．ゾメタを6回投与した後，両側下顎第二大臼歯のアマルガム修復物が破損した．2003年2月，担当歯科医は，左側下顎第三大臼歯と右側下顎第二大臼歯を抜去した．これらの歯は無症候であるが保存不能と診断された．著者を受診した2003年3月までに，抜歯部の疼痛と腫脹が発現していた．その時，多発性骨髄腫は活動性のままで，積極的な治療を受けていた．

検　査
　2003年3月の初回検査時，無精ひげを生やし車椅子に乗った患者は，下肢痛と脊椎骨圧迫骨折から生じる著しい背部痛をともなっていた．しかし，3 cm×3 cmの骨露

症例5：ステージIIb　ビスフォスフォネート静注薬誘発骨壊死

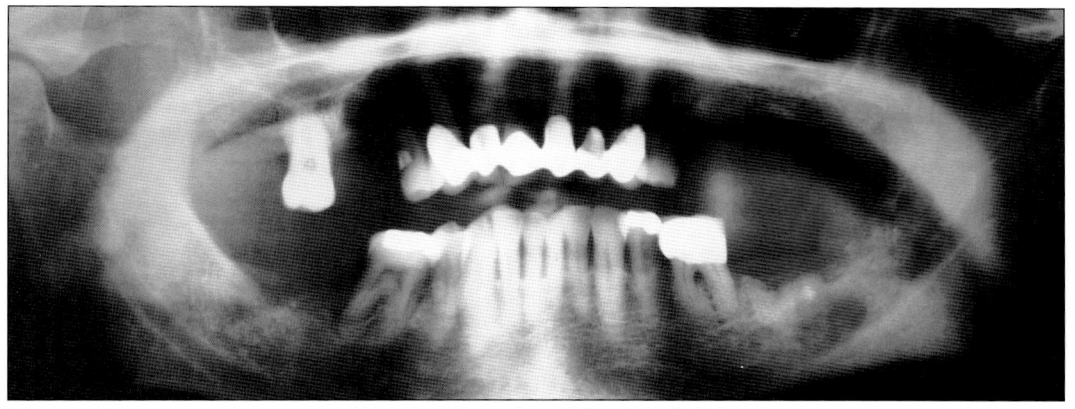

図7-5c　最初のパノラマエックス線写真で明らかな，両側の骨溶解部位．

出がある右側下顎にもっとも激しい痛みが生じていた(図7-5a)．化膿性滲出液を排出している口腔皮膚瘻(図7-5b)も臨床的に確認された．パノラマエックス線写真では下顎の右側第一，第二大臼歯部，さらに左側第二，第三大臼歯部にも骨硬化と著明な骨溶解が認められた(図7-5c)．

評価の要点

1．この時点で，多発性骨髄腫は活動性であり，強力な治療を受けている．骨折とそれらに関連する疼痛が患者を衰弱させ，顎の疼痛と感染は単に惨めさを増しているだけである．
2．右側下顎後方部の骨露出と骨溶解は二次感染したもので，ステージIIbビスフォスフォネート静注薬誘発骨壊死に相当する．エックス線写真で懸念される左側下顎後方部の骨溶解は，骨露出がないので，ステージ0ビスフォフォネート静注薬誘発骨壊死(すなわち「リスクのある」部位)に相当する．
3．骨壊死は，ビスフォスフォネート製剤の危険性が知られる前に抜歯されたことによって惹起された．
4．治療の目標は，患者が多発性骨髄腫の治療を継続できるように，感染を制御して疼痛を緩和することである．

治療

初診時，露出骨は培養され，骨と瘻孔は0.12%クロルヘキシジンで洗浄された．また，歯科衛生士による歯の予防処置が施行された．つぎに，ペニシリンVK 500 mgが1日4回，継続投与され，最初の10日間は第二抗菌薬としてメトロニダゾール500 mgの1日3回投与，0.12%クロルヘキシジンの洗口を1日3回という方針で治療された．

7 | 病的な臨床症例集

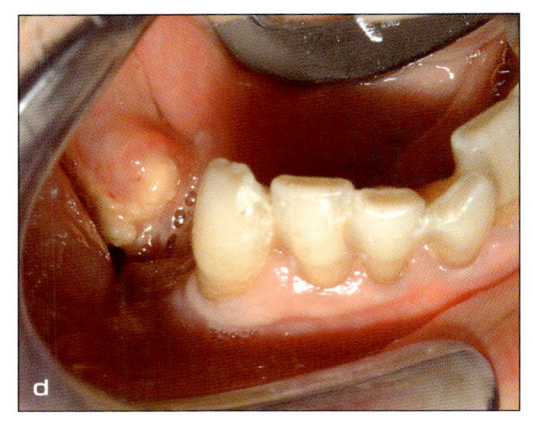

図7-5d 近位骨折片の偏位に起因する臨床的に明らかな露出骨.
図7-5e 右側の病的骨折ならびに左側第三大臼歯／下顎枝部の広範囲の骨溶解.

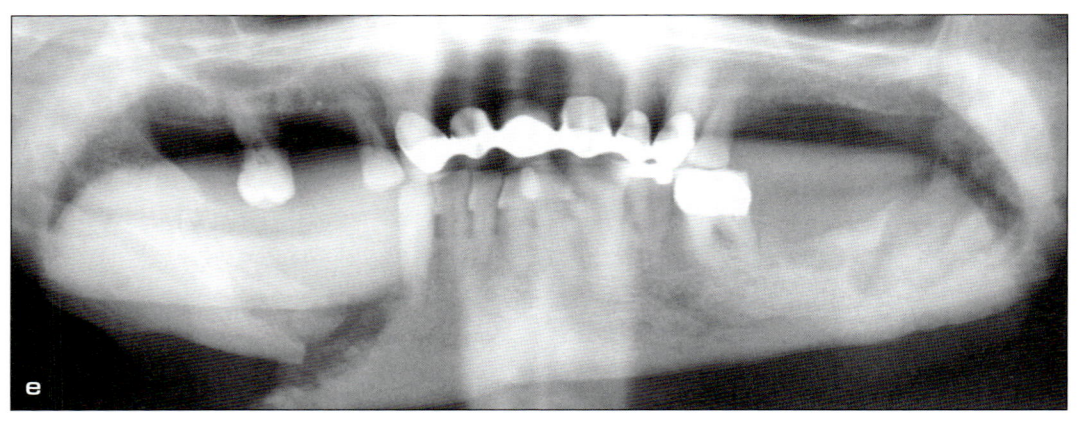

結　果

　この患者は，化学療法に著明に反応した．ゾメタ療法は継続され，骨格の疼痛は徐々に減少して骨折は癒合し，骨髄腫タンパク質は制御された．下顎骨も，最初の2種類の抗菌薬療法に続くペニシリンVKと0.12％クロルヘキシジンによる治療によく反応した．

　2006年4月までに，介助者の助けを借りて歩行することが可能になり，普通食の摂取が可能となった．下顎骨は露出したままで口腔皮膚瘻も治癒しなかったが，もはや疼痛もなく排膿も認められなかった．しかし，2006年6月，感染と排膿の再発をともなう激痛と下顎骨の右側偏位により再度来院した．

再検査

　患者は，右側下顎骨体部に明らかな骨折を生じていた（図7-5d，7-5e）．下顎は右側へ偏位し，咬合も同様であり（図7-5f，7-5g），口腔皮膚瘻から大量の膿汁が排出されていた．そのうえ，感染と疼痛がないにもかかわらず，左側下顎に0.3 cm×0.3 cmの小さ

症例 5：ステージ IIb　ビスフォスフォネート静注薬誘発骨壊死

い骨露出が発生しており（図7-5h），ステージ Ia ビスフォスフォネート静注薬誘発骨壊死に相当する．

再評価

1. この患者の多発性骨髄腫は制御され，2年以上，顎骨壊死に関連した症状が認められなかったにもかかわらず，ゾメタ療法の継続はさらなる壊死骨を形成する原因となり，左側下顎角部／下顎枝部の臨床的骨露出に加えて右側下顎骨体部の病的骨折を引き起こした．
2. この時点で，右側はステージ IIIb ビスフォスフォネート静注薬誘発骨壊死，左側はステージ Ia ビスフォスフォネート静注薬誘発骨壊死に相当する．
3. 骨折の存在は手術の必要性を示すものであり，この部位の疼痛と感染を解決できそうな唯一の方法と考えられた．担当腫瘍専門医からの医学的助言もあり，右側の下顎骨半側切除が妥当である．
4. 左側は症状がなくステージ Ia のままだったので，手術の必要はなく，実施しても現在の治療に複雑な要因を加えるだけであろう．もし，病的骨折に進展しステージ IIIb の骨壊死になれば，切除も必要となるであろう．
5. 臨床的に重篤な感染があるため，即時再建はせず右側下顎半側切除術が計画された．骨移植はただちに除外されるが，チタン製プレート法は実際の感染組織の大部分が除去されること，通常

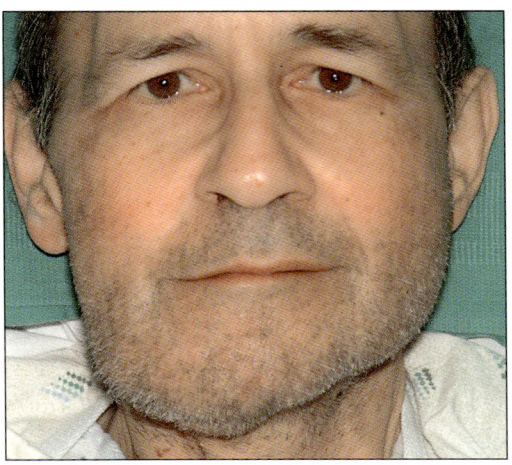

図7-5f　右側骨体部の病的骨折に起因する下顎の右方偏位．

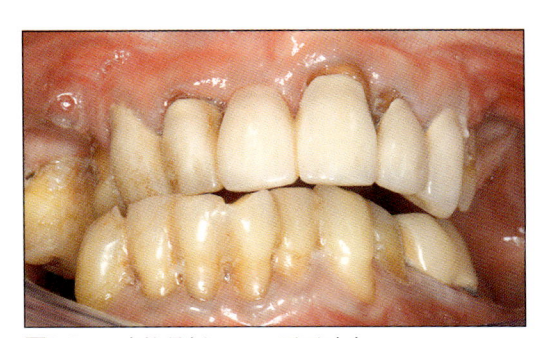

図7-5g　病的骨折による不正咬合．

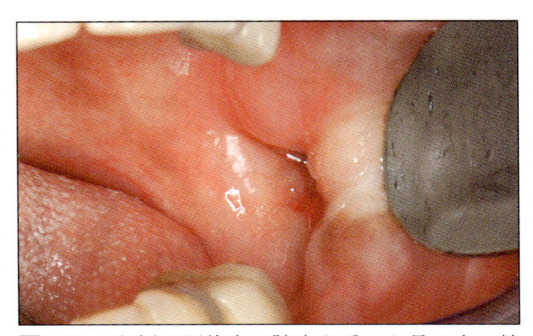

図7-5h　左側下顎後方の障害を受けた骨の上に粘膜が小さく開口しているが，この部位におけるステージ Ia ビスフォスフォネート静注薬誘発骨壊死が進行したもの．

7 | 病的な臨床症例集

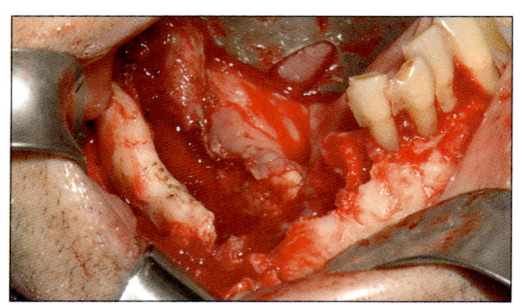

図7-5i 口内法による切除中に，壊死骨と病的骨折の両方が容易に確認された．

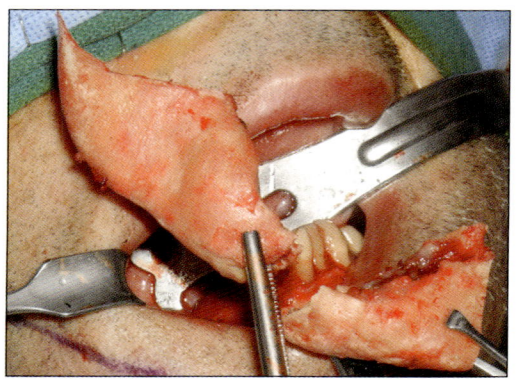

図7-5j 大きな下顎骨片（8 cm）に壊死が認められ，除去の必要があった．

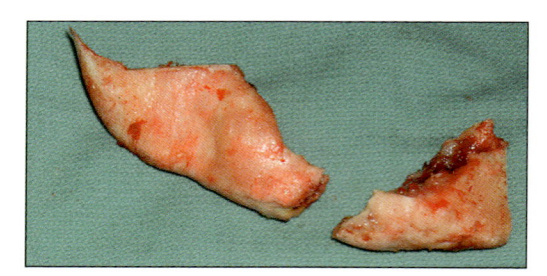

図7-5k 大きな切除検体により，病的骨折ばかりでなく下顎を脆弱にした歯槽骨の喪失も明らかになった．

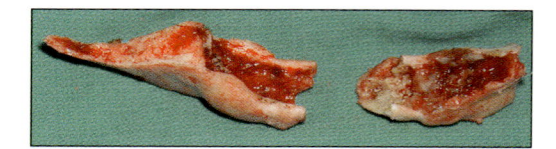

図7-5l 咬合面観では下顎の骨髄腔には広範な骨梁の喪失が認められる．

この方法は放射線性骨壊死の症例では成功していることから，合理的な選択肢と考えられるであろう．チタン製プレートによる再建の延期は，明白な感染の存在という理由ばかりでなく，多発性骨髄腫と進行中の化学療法による免疫不全という理由によっても決断される．いったん口腔粘膜が治癒したら，チタン製プレートは二次的に皮膚からのアプローチで装着することができ，このように潜在的な口腔からの汚染を避け，合併症のない治癒の可能性を向上させる．この方法によって患者は下顎の連続性を回復することができる．

2回目の治療

手術は口腔内アプローチで行われた（図7-5i）．壊死骨は広範囲で，右側下顎枝中央部から右側犬歯部にまで進展し，切除が必要であった（図7-5j〜7-5l）．切除された検体は2個の壊死した皮質骨からなっており，その間に肉芽組織と骨髄の融解が認められた（図7-5m）．

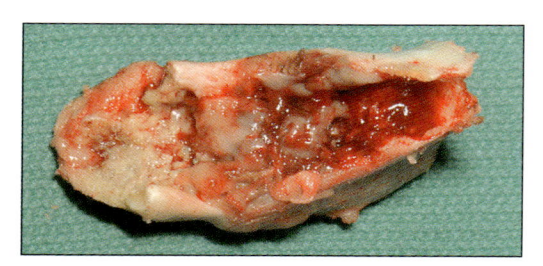

図7-5m 標本を詳細に観察すると，骨髄腔には細菌感染による骨梁の融解壊死が認められる．

症例 5：ステージ IIb　ビスフォスフォネート静注薬誘発骨壊死

　粘膜は層ごとに閉鎖され（図7-5n），瘻孔も同様に切除され，閉鎖された（図7-5o）．術後，1日3回，0.12％クロルヘキシジンの長期間の洗口とともに，ペニシリンVK 500 mg 1日4回の服用が14日間処方された．

結　果

　現在，この患者は疼痛もなく，瘻孔を含む術創は完全に治癒している（図7-5p）．下顎は咬合を含め右側へ偏位している（図7-5q）が，左側は感染も疼痛もなく経過している．左側に残存したビスフォスフォネート誘発骨壊死に対する維持療法として，1日3回0.12％クロルヘキシジンによる洗口が続けられ，摂食機能を改善するために右側へのチタン製プレートの装着が予定されている．

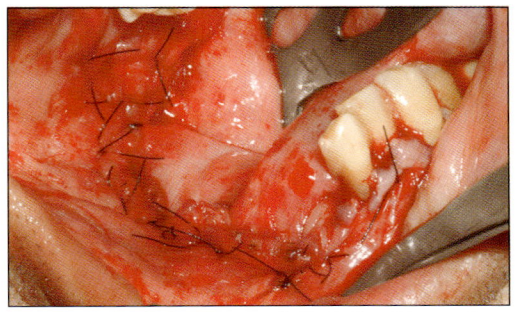

図7-5n　縫合糸周囲への食物付着を防ぎ，往々にして吸収糸が原因となる反応性炎症の進行を回避するために，骨壊死症例の口腔内閉鎖には，著者は好んで不撚性非吸収性ナイロン糸を用いている．

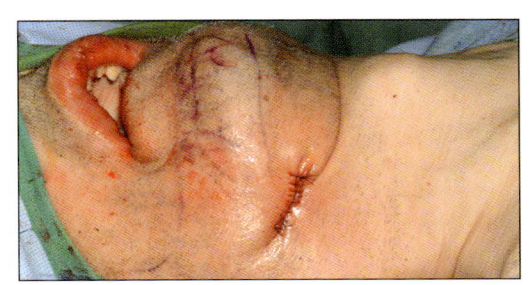

図7-5o　小さな瘻孔は，局所皮弁や遠隔皮弁よりも壊死組織を除去して一次的に閉鎖すべきである．

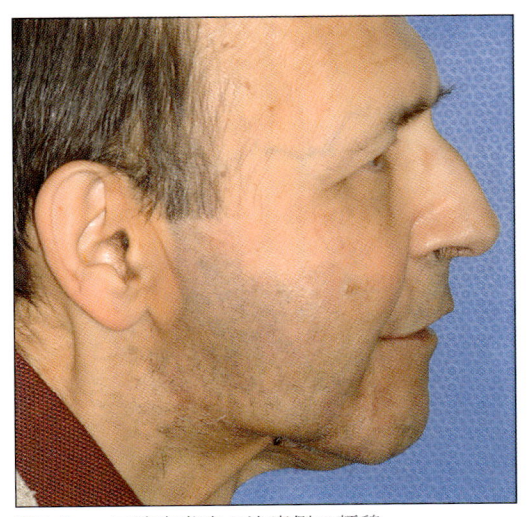

図7-5p　口腔皮膚瘻の治癒側の顔貌．

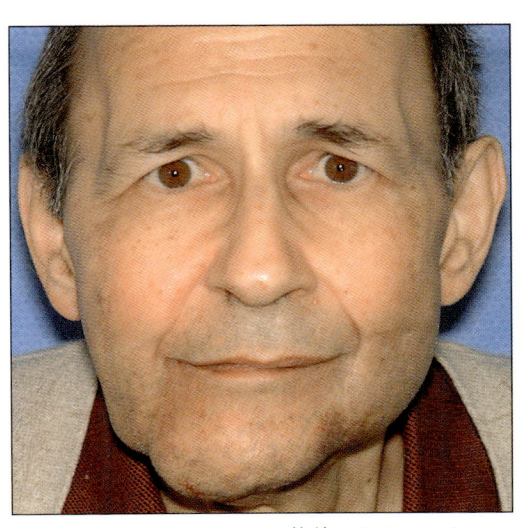

図7-5q　再建用プレートを装着しなかったため，下顎は右側へ偏位したままである．

症例6
ステージ0　ビスフォスフォネート静注薬誘発骨壊死

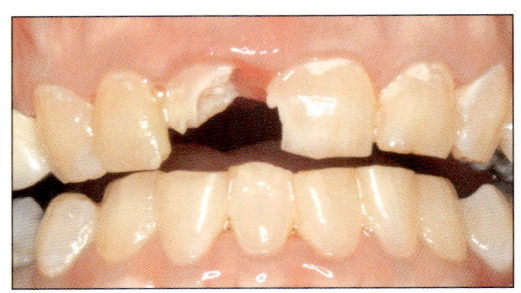

図7-6a　両側上顎中切歯の破折．右側中切歯の破折は歯髄を経て歯肉縁下に及んでいた．

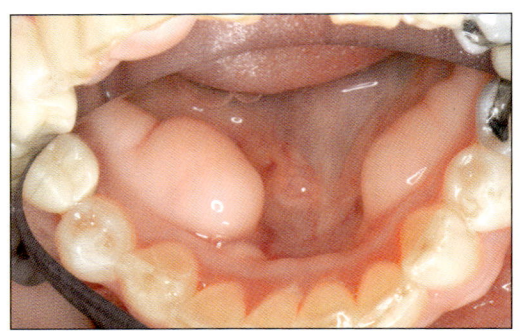

図7-6b　両側の下顎隆起は歯科的病的併存状態で，ビスフォスフォネート静注薬誘発骨壊死の発生に対しては，より高いリスクとなる部位である．

主　訴
「前歯が破折した．」

現病歴
　80歳，女性．リンゴを噛んでいる時，両側の上顎中切歯が破折した．生活歯だが，コンポジットレジンで大きく修復されており，エナメル質は明らかに侵食されていた．疼痛あるいはそれに関連する腫脹は訴えなかった．乳がんの既往があり，1990年，化学療法や放射線療法をせずに乳房切除で治療された．1996年，多発性骨転移と診断され，ただちに毎月ゾメタ4 mgの静脈内投与が開始された．4年後に毎月アレディア90 mgの静脈内投与に切り替えられ，5年間継続した結果，10年間ビスフォスフォネート製剤の静脈内投与に暴露され続けた．
　現在，この患者は唯一の薬物治療として，カペシタビン化学療法を受け，アレディアも継続している．

検　査
　患者は他の病気にかかっていない活発な80歳の女性である．両側の中切歯の歯冠は破折して歯髄と交通しており，いずれの歯髄も臨床的に露出していた．右側中切歯の破切線は歯肉縁にあり，近心端の破切線は歯肉縁下に及んでいた(図7-6a)．左側中切歯の頬側歯冠は残存しているものの，舌側部分はほとんど失われていた．
　両側の下顎隆起(図7-6b)と大きな上顎正中の口蓋隆起(図7-6c)の存在も，ついでながら注目される．両者とも薄い粘膜で被覆され，骨露出の形跡はなかった．さらにパ

症例6：ステージ0　ビスフォスフォネート静注薬誘発骨壊死

図7-6c 大きな上顎正中の骨隆起は，ビスフォスフォネート静注薬誘発骨壊死の発生リスクを高める部位の1つである．

図7-6d 明らかな露出骨がなくても，パノラマエックス線写真ではビスフォスフォネート毒性の明白な徴候である歯槽硬線の硬化がわかる．

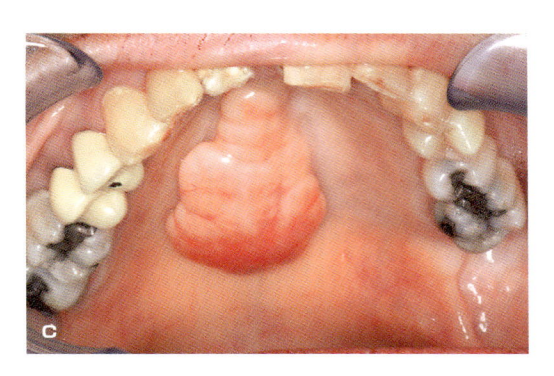

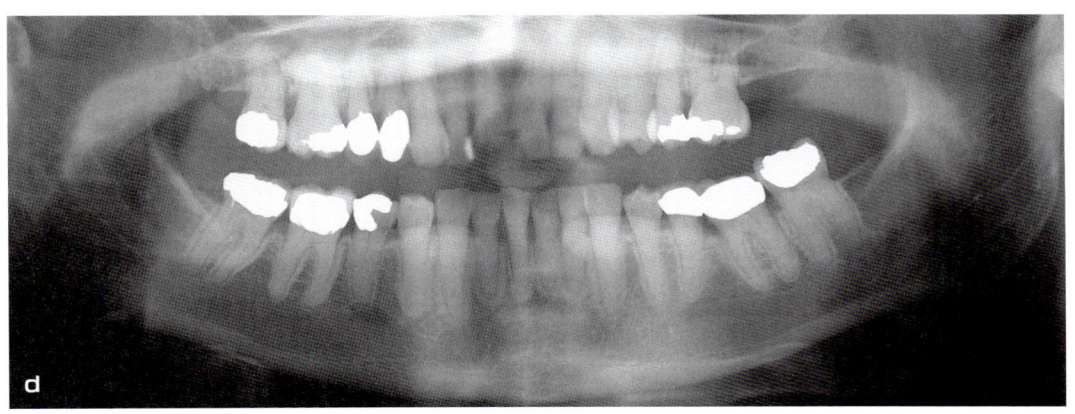

ノラマエックス線写真では，歯槽硬線の硬化と歯根膜腔の拡大が明らかで，それらは歯槽骨におけるビスフォスフォネート療法の毒性を示している（図7-6d）．

評価の要点

1. 原発部位の再発なしに転移を生じる乳がんや，5年以上，転移が生じない乳がんは珍しくない．
2. 歯科医によっては破折した上顎中切歯の抜去を必要とする治療計画を考えるかもしれないが，そのようなアプローチはこの患者のために良い選択とはいえない．静脈内投与されたビスフォスフォネート製剤に10年間曝され，エックス線写真ではビスフォスフォネートの毒性の徴候もあることから，たとえ最小の侵襲で抜歯が可能だとしても，抜歯による外傷から骨壊死を発現する危険性は高い．そのうえ，歯科インプラントは長期間ビスフォスフォネートを静脈内投与された患者では禁忌で，歯の機能回復は可撤式の補綴物に限定される．

7 | 病的な臨床症例集

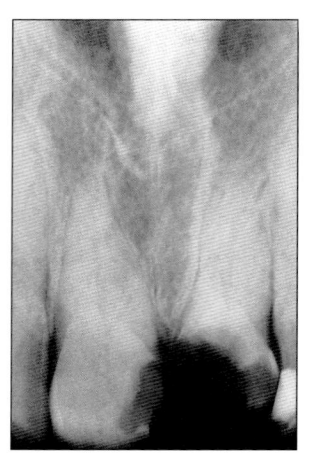

図7-6e 補足的な根尖周囲のエックス線写真により、歯根破折は除外診断され、残存歯は根管治療後にポストあるいはコア付きの歯冠修復を適用できる十分な構造であることがわかる.

3. 中切歯の歯根破折を除外診断し、残存する歯肉縁下の構造を評価するために、根尖周囲のエックス線写真を撮影すべきである（図7-6e）.
4. 推奨される治療計画は、それぞれの上顎中切歯に根管治療を行った後、ポストおよびコアクラウンで修復することである. もし、いずれの歯もそれらの処置を行うのに十分な歯質が欠如している場合は、既存の歯冠を切断し、根管治療を行った歯根のみを恒久的に残存させる. その後、根管治療を行った歯根上に可撤性局部床義歯を製作することが可能である. いずれの治療計画でも、ビスフォスフォネート誘発骨壊死のリスクとなる抜歯は回避される.

診　断

ステージ0あるいは「リスクのある」ビスフォスフォネート静注薬誘発顎骨壊死.

治　療

修復専門歯科医は、歯根尖周囲のエックス線写真から、両歯ともにポストとコアクラウンのために十分な構造が残存していると判断した. 患者はその後、歯内療法専門歯科医に紹介され、一期的に抜髄処置と根管充填の治療を受けた. 本稿を執筆している時点ではポストおよびコアクラウンの処置中で、現在、暫間的な可撤式装置を装着している.

それに加え、この患者には、エックス線写真上、ビスフォスフォネートの歯槽骨に対する毒性の徴候が認められることが説明された. また、骨隆起があるためにビスフォスフォネート誘発顎骨壊死が自然発生するというさらなる危険があることが説明され、3か月ごとの監視スケジュールが開始された.

症例のポイント

1. 良好な歯科的評価と一般的な歯科治療により、ビスフォスフォネート誘発骨壊死の危険に直面することなく、歯の修復が行われた.
2. 危険因子が特定され、早期に潜在的問題を確認するための監視スケジュールが組まれた.

症例 7
ステージ Ib　ビスフォスフォネート経口薬誘発骨壊死

主　訴
「治癒しない骨露出がある.」

現病歴
　70歳，女性．1年前より，左側下顎臼歯部舌側の骨露出に気づいていた．かかりつけ歯科医は，それが歯と関連する問題とは考えず，患者を著者に紹介した．露出骨は少し痛みをともなっていたが，においと排膿はなかった．

　患者には5年間，プライマリーケア医により骨粗鬆症に対し週1回フォサマック経口薬70 mgが処方されていた．二重エネルギーエックス線吸収測定法(DEXA)を施行されたことがないにもかかわらず，年齢と性別によりフォサマックが処方された．コントロールされた高血圧と6年前に冠動脈ステントを2か所設置した以外にはいかなる病歴もなく，骨代謝に影響を及ぼすステロイド剤その他の薬剤をこれまで一切服用したことがなかった．

検　査
　露出骨は大きさ1 cm×2 cmで，第二大臼歯遠心の歯槽骨に位置している(図7-7a)．第三大臼歯は45年以上前に抜去されていた．露出骨は白色で，歯槽頂から頬・舌側の皮質骨に及んでいる．周囲の粘膜に炎症や排

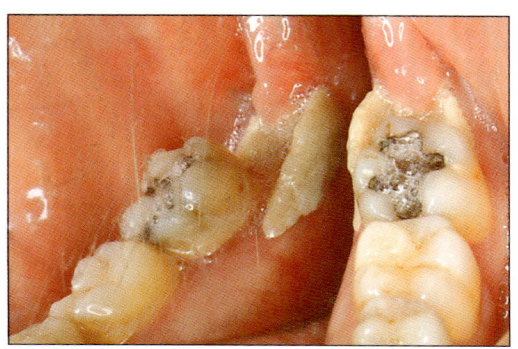

図7-7a　5年間フォサマックを服用した結果，下顎後方の舌側皮質骨と歯槽頂に生じた1 cm×2 cmの露出骨．

膿の徴候はなく，パノラマエックス線写真上，その部位に明らかな骨溶解あるいは骨硬化像は認められない．他のいかなる部位にも骨露出はなく，第二大臼歯には病的もしくは動揺の徴候は認められない．

評価の要点
1. この症例にはビスフォスフォネート経口薬誘発骨壊死の一般的な特徴が数多くある．骨露出は，3年もしくはそれ以上継続したフォサマック投薬後に生じた．露出骨の量は少なく，症候学的には，通常ビスフォスフォネート静注

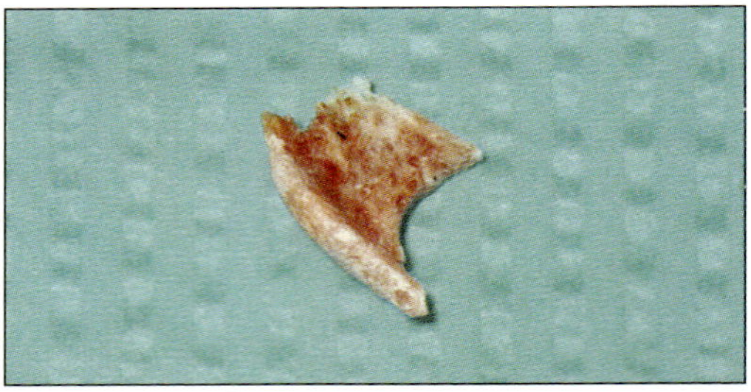

図7-7b おおよそ8か月間のフォサマック休薬期間の後，露出骨は自然に腐骨分離した．

薬に関連するものより軽度である．また，患者はまったく，あるいはほとんど病的併存疾患を有しない．
2．この患者は，性と年齢に基づいた日常的な措置として，フォサマック治療が開始された．そのような治療はほとんど「科学的根拠に基づいた医療」とは言いがたいが，いまだに例外というよりは決まり事となっている．多くの女性は，ビスフォスフォネート経口薬が無害であるという確固として広まった信念を反映して，骨粗鬆症の裏づけもなく骨減少症というだけでビスフォスフォネート経口薬の投与を受けている．
3．この患者の骨代謝の抑制程度を評価するためには，空腹時のI型コラーゲン架橋C-テロペプチド（CTX）血清検査が必須である．
4．疼痛あるいは感染の形跡がなく，現時点ではCTX値が不明である以上は，外科的な壊死組織除去はさらに多くの骨を露出させるリスクがあるので適応とならない．
5．フォサマックによるこの明らかな合併症をプライマリーケア医に知らせる必要があり，DEXAスキャンが推奨されるべきである．

診 断

露出骨の大きさが1 cmを超え，明らかな疼痛がないので，本症例はステージIbビスフォスフォネート経口薬誘発骨壊死に相当する．

治 療

血清CTX値は72 pg/mLで，重篤な骨代謝抑制を示していた．プライマリーケア医はその事実を知り，すぐにフォサマックを中止した．DEXAスキャンが施行され，骨密度（BMD）は788 mg/cm^2，Tスコアは−1.5で，骨減少症の範囲内と報告された．口腔内に露出した骨は1日3回，0.12％クロルヘキシジンの洗口で処置された．

結 果

6か月後の血清CTX値は180 pg/mLで，露出骨はわずかに動揺していた．局所的な壊死組織除去手術がすぐに検討されたが，フォサマックの休薬期間が継続されれば，露出骨が自然に腐骨分離する可能性があるため延期された．患者は経過観察の予約日に，2週間前に脱落した1 cm×1.5 cmの骨片を携え，再受診した（図7-7b）．視診により，露出骨の消失と粘膜の治癒が確認された（図7-7c）．左側下顎第二大臼歯は残存し，症状も動揺もないままであった．

症例7：ステージ1b　ビスフォスフォネート経口薬誘発骨壊死

その時点で空腹時血清 CTX は 252 pg/mL で，再度の DEXA スキャンでは，BMD は 780 mg/cm²，T スコアは−1.5を示した．それ以降，1年以上の経過観察でも，それ以上の骨露出は認めなかった．プライマリーケア医は BMD が有意に減少するまで，休薬期間を延長している．

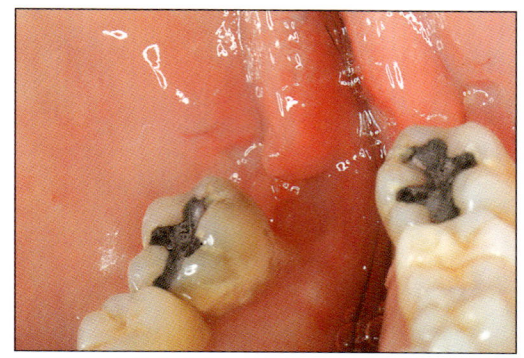

図7-7c　自然発生的な腐骨分離の後，さらなる骨露出はなく粘膜が治癒した．

症例のポイント

1. 血清 CTX 値はビスフォスフォネート経口薬誘発骨壊死症例では，骨代謝と強い相関を認め，治療決定のための有用な指針として役立つ．フォサマックあるいは他のビスフォスフォネート経口薬を中止した直後に，血清 CTX 値の改善がみられる．
2. 6か月の時点で，血清 CTX 値により局所の外科的壊死組織除去は安全そうであると示されたにもかかわらず，さらなる経過観察と休薬期間の延長の結果，外科処置なしに CTX 値が正常に近づいた．
3. 5年間のフォサマック投与後，比較的軽度の骨減少症が初めて記録されたことは，ある意味では少なくともフォサマックの有益な効果のおかげである．
4. 2年間の休薬期間後に BMD が安定していたという結果は，ビスフォスフォネート経口薬の継続投与がかならずしも必要とされないことと，さらなる研究が必要なことを示唆している．
5. ビスフォスフォネート経口薬誘発顎骨壊死と診断される症例の数が着実に増加しているとすれば，ビスフォスフォネートを処方する際，DEXA スキャンが実施されるべきであり，骨壊死のリスクは小さいが，まさに現実的なものであると警告されるべきである．

症例8

ステージ0　ビスフォスフォネート経口薬誘発骨壊死

主　訴

「何もないが，フォサマックには心配があると聞いているし，8年間フォサマックを服用している.」

病歴ならびに現状分析

55歳，女性．患者は協力者の友人で，フォサマックについて聞いたことへの助言を求めている．特に歯科的な問題はなく，かかりつけ歯科医を「口腔清掃」のためだけに受診している．患者はフォサマック70 mgを週1回，ちょうど8年以上服用してきたと述べている．また，最初のDEXAスキャンで骨粗鬆症と診断されたが，mg/cm^{2}あるいはTスコアの実測値を知らないと話している．フォサマック内服を開始して2年後に行った2回目のDEXAスキャンでは，値が著しく改善されていたことを思い出したが，またしてもその実測値は覚えていない．6年前の2回目の検査より後にDEXAスキャンを受けたことはない．

検　査

何も実施されていない．最後に歯科を受診した時の，治療は希望しないという患者の言葉が額面どおりに受け取られていた．

評価の要点

1. 友人，友人の友人あるいは協力者からのこのような社会生活上の相談は避けられないが，それらにも多くの落とし穴がある．
2. 口腔顎顔面外科医や他の歯科医は，この種の患者を治療している医師ではないということを忘れてはならない．この患者の骨粗鬆症を治療し，フォサマックを処方している内分泌医あるいは他の専門医と相談して何らかの助言を与えるべきである．
3. 多くの医師はビスフォスフォネート製剤が顎骨壊死を起こすことに気づいていないし，ビスフォスフォネート静注薬はがん患者に投与されるので，それだけが骨壊死を起こすという誤った考えをもっている．担当医に，患者が助言を求めて来院したことと，骨粗鬆症の管理について医師との相談を勧めたことを伝えるか，短い文書を送るのは理にかなっている．
4. もし，ビスフォスフォネート製剤をこの患者に処方している医師と話す機会があれば，強調すべき点は，
   a．フォサマックに起因する骨壊死症例は稀である（10万人に7人）が，それは実際に起こっており，増大している問題である．
   b．顎骨壊死の危険性は3年間の継続的服用後に増大し，5〜6年間の服用

症例8：ステージ0　ビスフォスフォネート経口薬誘発骨壊死

後には，より大きな危険性やより重篤な症例も見られるようになる．

c．患者には骨壊死があるようには見えない．しかし8年以上フォサマックを服用しているので，高リスク群に入っている．

d．早朝空腹時血清CTX検査は，ビスフォスフォネート製剤による骨代謝回転抑制の程度と顎骨壊死の危険性を評価するのに有用であった．

e．フォサマック誘発顎骨壊死症例のうち，いくつかは重症であり，顎骨の一部を失ったものもある．

f．骨粗鬆症の状態と骨壊死の危険性を評価するために，最新のDEXAスキャンと血清CTX値を知ることは合理的であろう．

治　療

何もしていない．しかし医師は感謝されつつ電話連絡を受け取ることとなり，それまで相談した要点を含む話し合いが続いた．

結　果

最初のDEXAスキャンは604 mg/cm^2，Tスコアは−3.1で，これは骨粗鬆症と診断する値である．フォサマック治療2年後のDEXAスキャンは714 mg/cm^2，Tスコアは−2.0と改善し，この値は骨減少症と診断される．最初の診断から8年後，前回のDEXAスキャンから6年後に実施されたDEXAスキャンでは，744 mg/cm^2，Tスコアは−1.8と元に戻った．しかし8年間のフォサマック治療後の血清CTX値は55 pg/mLと，きわめて低い値であった(図7-8)．この患者の要望と内分泌医の合意の下にフォサマックは中止された．1年後の最新のCTX値は224 pg/mLまで上昇し，直近のDEXAスキャンでは738 mg/cm^2，Tスコアは−1.8であった．

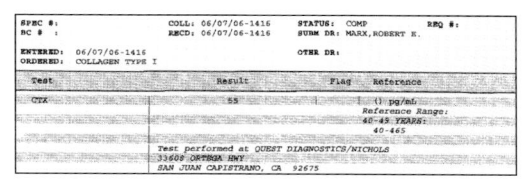

図7-8　最初のCTX値55 pg/mLは骨代謝回転の著しい低下を示すので，顎骨に対する侵襲的外科処置は骨壊死を発生させる危険性が高い．

症例のポイント

1．CTX値が150 pg/mLより大きいので，今ならば危険性が少なく，必要なら侵襲的な歯科治療を行うことができる．

2．この結果から，3年を超えるビスフォスフォネート経口薬長期投与の恩恵はさほど顕著でなく，骨粗鬆症の改善はビスフォスフォネート経口薬を中止しても急激に低下しないことがわかる．

3．この結果は，ビスフォスフォネート経口薬が1年以上中止されると，骨代謝回転の回復が顕著であることを示すものであり，これはビスフォスフォネート静注薬では見られないことである．

4．この結果は，危険性を予測し治療指針となる有用な検査として，血清CTXの重要性を強調するものでもある．

症例9

ステージ0　ビスフォスフォネート経口薬誘発骨壊死

主　訴

「アクトネルを服用しているので，顎骨壊死が心配である．」

現病歴

63歳，男性．弁護士．患者は転倒し，第4腰椎を骨折した．担当の内分泌医は，治癒能力を評価するためDEXAスキャンを行ったが，BMD 792 mg/cm^{2}で，これはTスコアの−1.64に相当する．患者は骨減少症と診断され，週1回アクトネル（リセドロネート）35 mgの経口投与が処方されていた．整形外科的評価や診察が求められることもなく勧められもしなかった．腰椎の骨折は合併症を起こすことなく治癒した．

患者は，医科／歯科の文献を調べているうちに，ビスフォスフォネート誘発骨壊死の症例報告に気づき，ウェブサイトをとおしてフォサマック服用に関連があると称する症例に気づいた．かかりつけ歯科医を受診した際の診察では，歯肉の肥大と歯肉炎，歯の動揺，数個のアマルガム充填物の破折が認められた．その修復専門歯科医は，ビスフォスフォネートの発生機序を知らないことと，おそらく患者が弁護士であるという事実のために，すべての治療を拒否した．患者は痛みも腫脹もなく，主に治療についての相談と勧告を求めて来院している．患者はアクトネルを10か月間内服していた．

検　査

露出骨も腫脹も感染の証拠もない．確かに歯肉の過形成と歯肉炎があるが，おそらく高血圧のために内服しているカルシウムチャンネル阻害剤 diltiazem と多少の関連があるだろう．両側下顎第二大臼歯と右側第一大臼歯に咬頭破折とアマルガム充填がある．第三大臼歯は1本だけ右側上顎に残存し，少し挺出している．しかし，右側上顎第二大臼歯は動揺度2＋で，いくらかの垂直性骨喪失があり，歯肉縁下歯石沈着をともなう軽度から中等度の広範な水平性骨喪失も認められる（図7-9）．

評価の要点

1. 患者には露出骨がなく，そのために真のビスフォスフォネート誘発骨壊死とは診断されない．「リスクがある」の範疇にあると思われ，ステージ0ビスフォスフォネート経口薬誘発骨壊死に分類される．

2. ビスフォスフォネート経口薬の服用が3年未満なので，侵襲的な歯科治療が必要となったとしても，骨壊死を起こす重大な危険性には直面していない．

3. 相応する容量を同じ期間服用したとすれば，フォサマックよりもアクトネルのほうが骨壊死を引き起こす危険性は低い．

症例9：ステージ0 ビスフォスフォネート経口薬誘発骨壊死

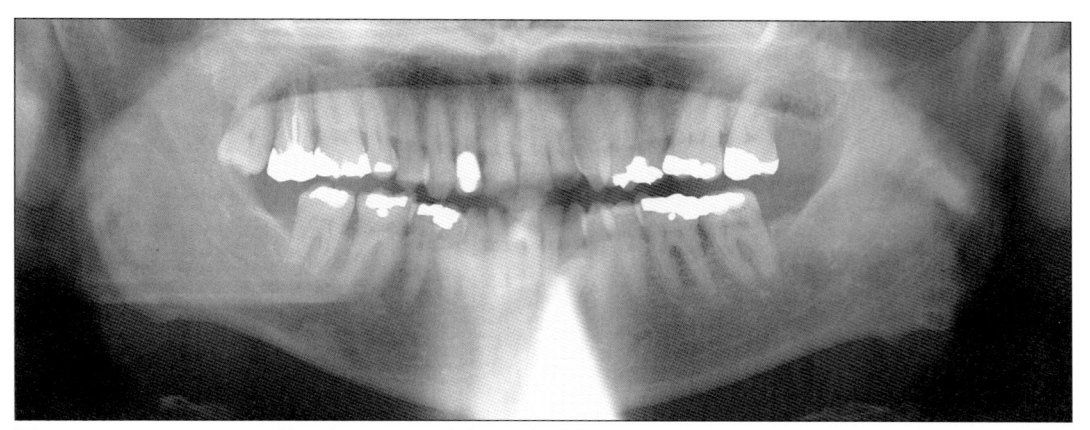

図7-9 パノラマエックス線写真では，骨破壊の一般的な状況証拠，すなわち軽度から中等度の歯槽骨の喪失と，機能していない上顎右側第三大臼歯が垂直性骨吸収をともなうことがわかる．

4．比較的軽症の骨減少症の男性が，外傷に起因する骨折後にアクトネル服用の適応になるか否かは明確ではない．それにもかかわらずこの患者は10か月間アクトネルを服用し，危険性を心配している．

5．ここでビスフォスフォネート経口薬が考慮されないのであれば，この患者にとって理想的な治療計画は右側上顎第三大臼歯を抜去することであり，包括的な歯周ポケット治療のために歯周病専門医と相談して右側上顎第二大臼歯の骨喪失を安定化する処置について評価し，下顎第二大臼歯と左側第一大臼歯のクラウン装着について修復専門歯科医に相談することである．

6．患者はビスフォスフォネート経口薬の服用が3年未満なので，前述のような完全な治療計画が実行可能であろう．しかし，骨壊死の危険性をさらに評価するために，早朝空腹時の血清CTX検査を指示したところ，その値は252 pg/mLとの回答であった．

治療

右側上顎第三大臼歯を抜去したが，それによって第二大臼歯に高度の骨喪失が生じた．抜歯窩は合併症や骨露出もなく治癒した．担当の歯周病専門医は四分割法による歯周外科手術を行い，これも合併症を起こすこともなく治癒した．本書を執筆中に，修復専門歯科医は下顎の第二大臼歯と左側の第一大臼歯にクラウンを製作中である．

結　果

　患者の歯科への要望は，危険性が低いという保障を見いだすことであった．最終的な結果は，歯の破損状態と病気を治し，将来における侵襲的な歯科処置の必要性を，おそらく予防し少なくとも減らすこととなった．

症例のポイント

1. 投与されたビスフォスフォネートの種類，用量，投与期間についての知識が骨壊死の危険性を評価するのにきわめて重要である．したがって，これらの事項に関連する質問は，歯科および医科における病歴聴取の定型的な一部分となるべきである．
2. この患者もその他の患者も，ビスフォスフォネート製剤について生じた懸念に気づいている．医師と歯科医師は，この問題の発生機序，危険性，予防と治療について精通する必要がある．
3. この症例では，CTX 値によって危険性の低さを確認することになったが，このことは同様に臨床的病歴からも示唆され，危険性の低さの証拠として提供された．
4. ビスフォスフォネート製剤を服用しているからといって，患者をおびえさせてはならない．本書に述べられている予防と治療の指針は，危険性を軽減する有力な手段を提供するものである．患者はこれらの指針から利益を得たが，開業歯科医はこのような患者の治療を恐れるあまり，包括的な口腔衛生と歯科治療を拒否していてはならない．
5. 弁護士という性格上，この患者は受診日から約1週間後につぎのような質問を書いた手紙を FAX で送ってきた．

症例 9：ステージ 0　ビスフォスフォネート経口薬誘発骨壊死

患者の質問と著者の回答

質問 1：あなたが勧める治療計画はいつから始めることができますか．
回答 1：CTX 値が 150 pg/mL より大きいことを確認できた時点です．

質問 2：アクトネルの週 1 回服用を継続しても，まったく安全だと思いますか．
回答 2：ご存じのように，どんな薬もまったく安全とはいえません．しかし，アクトネルは非常に安全な側面をもっています．あなたはアクトネルを処方した担当内分泌医と，この点について話し合うべきです．定期的な DEXA スキャンと血清 CTX 検査は，アクトネルの服用を中止するかどうかを決定する有用な指針となるはずです．

質問 3：アクトネルを 1 年間服用して，1 年間休むというのは良いでしょうか．
回答 3：もう一度お答えしますが，この質問はあなたの担当内分泌医にするほうが良いです．しかし，追跡調査のための DEXA スキャンと血清 CTX 検査は，あなたの骨減少症の病状が CTX 測定の安全域内に入るくらい最大限の改善が得られたときには評価に役立ちます．

質問 4：もし血清 CTX 検査の値が，あなたが安全とおっしゃる 150 程度であれば，顎骨壊死はないと証明できますか．
回答 4：混乱しないように述べますが，血清 CTX 検査は，すべての血液検査と同様に変動性があります．これは絶対的ではないものの，すぐれた指標となり，特に反復すれば比較することができます．あなたには骨の露出がまったくないので，アクトネルによる骨壊死はありません．しかし，CTX 値が 252 pg/mL ならば，正常値は 400 pg/mL 以上なので，アクトネルはあなたの顎骨にいくらかの影響を与えていました．それでも現在の CTX 値は，侵襲的歯科治療が必要になったとしても，安全な範囲内にいることを示しています．

質問 5：骨壊死があるかどうか知るために，どれくらいの頻度で血清 CTX 検査を繰り返すべきですか．
回答 5：骨壊死は露出骨の所見によって診断するものであり，それは歯科医の診察によってのみ可能です．ですから，あなたは 1 年に 1 回の歯科・口腔の検診を計画するべきです．血清 CTX 検査は担当の歯科医や内科医が骨壊死の危険性を評価するために使うもので，骨代謝回転の抑制を表す尺度です．もしあなたがビスフォスフォネート製剤を定期的に服用し続けるならば，1 年に 1 回血清 CTX 検査を受けることを勧めます．

7 | 病的な臨床症例集

症例10

ステージⅢb　二次的骨髄炎と異物をともなうビスフォスフォネート経口薬誘発骨壊死

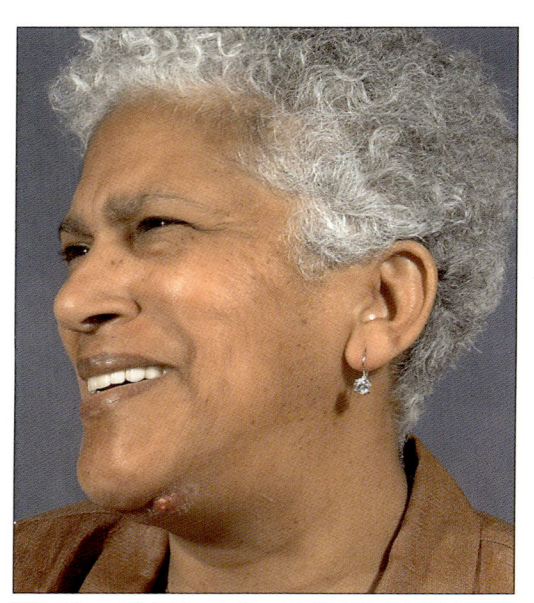

図7-10a　正中線の左側で下顎下縁より下方のオトガイ部に生じた排膿をともなう瘻孔.

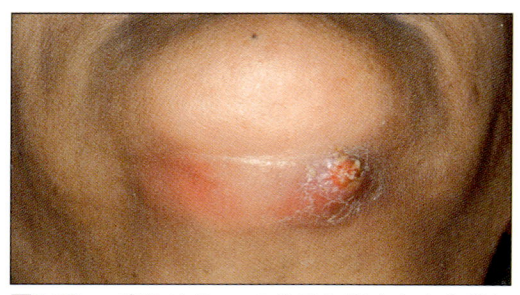

図7-10b　瘻孔は2cmの発赤に囲まれ中心部に排膿がある．瘻孔とは関連のない発赤が正中右側にも存在する．

主訴
「オトガイ部の腫脹と排膿がある．」

現病歴

58歳，女性．これは開業医から著者に紹介された患者の訴えであるが，2か月前に無歯顎の下顎前歯部に6本のインプラントの埋入手術を受け，同時に即時負荷の最終補綴物が装着された．10日間は順調に経過したが，それからオトガイ部に痛みと腫脹を感じた．最初にアモキシシリンとデキサメタゾンが処方された．2週間，何の反応もなかったので，セファレキシンとアジスロマイシンに変更されたが，それでも明らかな感染を制御できなかった．セファレキシンとアジスロマイシンを組み合わせた治療中にもかかわらず，化膿性の皮膚瘻孔が生じた．痛みと腫脹と瘻孔が著者の診察を受けるまで2か月間も続いた．

5年前に骨減少症と診断され，1週間に1回フォサマック70mgの服用を開始した．インプラント手術の2週間前にフォサマックを中断した．なぜなら患者は薬物治療に「疲れ果てた」からである．開業医は，フォサマックを服用していることに気づかず，その情報は病歴用紙に記入されていなかった．インプラント手術後10日目に，痛みと

症例10：ステージⅢb　二次的骨髄炎と異物をともなうビスフォスフォネート経口薬誘発骨壊死

図7-10c　上部構造を除去すると，6本のインプラントに関連して歯肉の炎症と排膿が認められる．

図7-10d　パノラマエックス線写真により，6本のインプラントのすべてを含んだ下縁の広範な骨溶解が明らかになった．

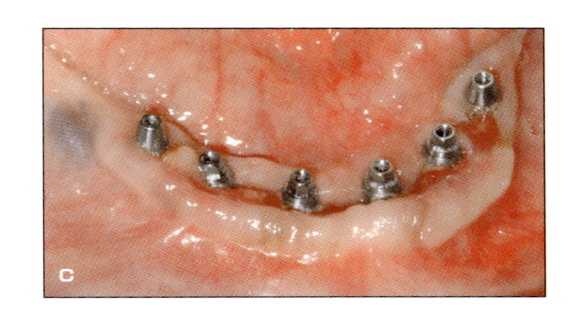

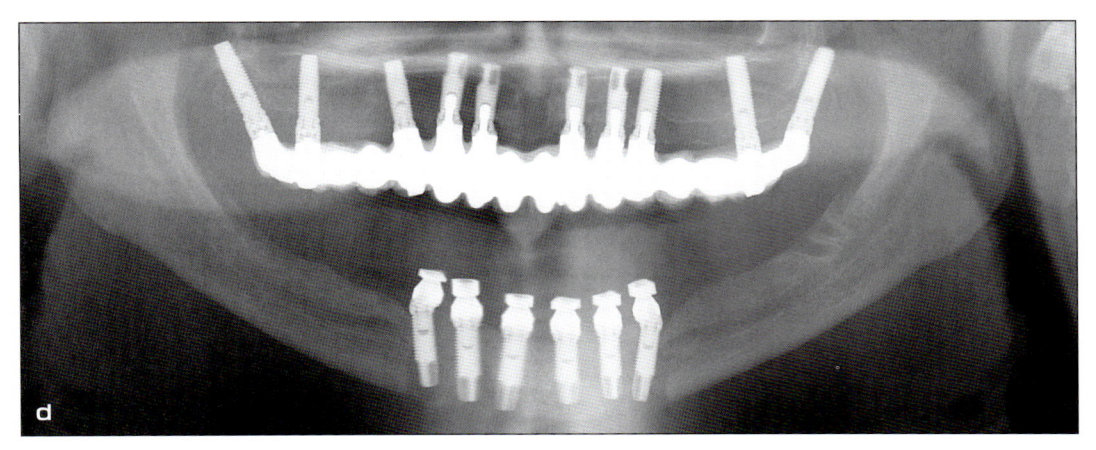

腫脹のために初めて処方された5日間のデキサメタゾンの他には，ステロイド剤を使っていない．患者は10か月間フォサマックを服用していない．

検　査

正中線のすぐ左側で，下顎骨下縁の高さのオトガイ部に排膿中の瘻孔がある（図7-10a）．瘻孔の周囲には2cmの幅で発赤がある．さらに正中線の右側にも発赤をともなう腫脹がある（図7-10b）．瘻孔からは下顎骨下縁に達するまでプローブを挿入でき，歯科インプラントの前面に触れる明らかな感触がある．スクリュー固定式のハイブリッド義歯を除去すると，6本のインプラントアバットメントが認められ，そのすべてが炎症のある歯肉と滲出物に囲まれていた（図7-10c）．正中線に近い2本のインプラントは安定していたが，残りの4本のインプラントは動揺していた．パノラマエックス線写真は，6本のインプラントをすべて含む下顎骨下縁の広範な骨溶解を示していた（図7-10d）．広範囲の骨破壊にもかかわらず，病的骨折を示す臨床的証拠はな

129

7 | 病的な臨床症例集

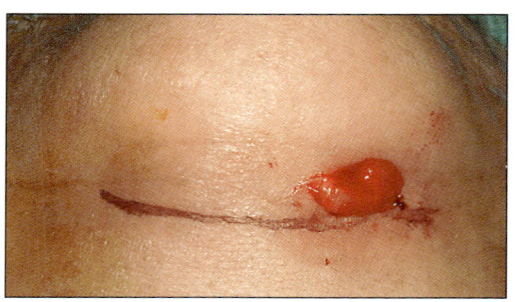

図7-10e この部位に到達するためのアプローチとしては、オトガイ下部の皮膚切開が好んで用いられる。切開は瘻孔とつながってはならないし、瘢痕収縮を避けるために皮膚の皺に沿って加えるべきである。

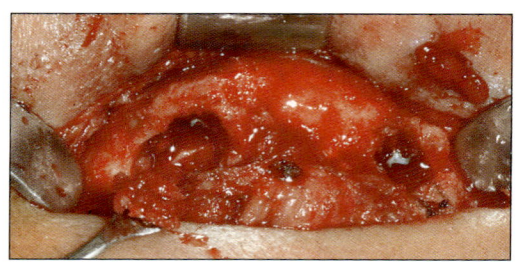

図7-10f 壊死組織除去時、骨破壊、膿汁、肉芽組織、歯科用インプラントの先端が認められた。

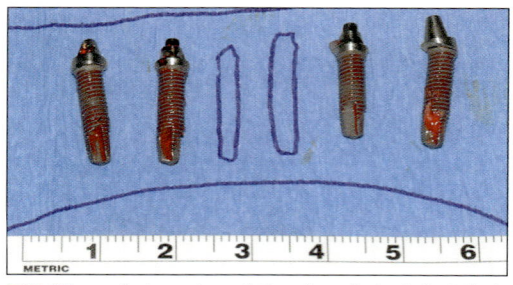

図7-10g 6本のインプラントのうち4本が完全に動揺していたので除去した。

かった。上顎骨は臨床的にもエックス線写真上も正常で、3年前に埋入された10本のインプラントで維持されるスクリュー固定式のハイブリッド義歯が装着されていた。

評価の要点

1. これは歯科インプラントという異物に起因するビスフォスフォネート経口薬誘発骨壊死の症例で、病的骨折を起こす危険性の高い重篤な二次的骨髄炎である。

2. 外科的な壊死組織除去の準備のためには、10週間のフォサマック休薬期間が望ましいのであるが、この症例では、感染が生じたために細菌が付着した歯科インプラントを除去して、さらなる骨溶解が病的骨折をもたらす前に壊死骨を除去することがはるかに賢明である。

3. 血清CTXは、現在の骨代謝回転抑制の程度を知るのに有用であろう。しかし、それはインプラントが埋入された時期に作用していた骨代謝回転抑制の状況を明らかにしないだろうし、現時点で壊死組織除去手術を行うという計画を変えもしないだろう。

診 断

二次的骨髄炎と異物をともなうステージⅢbビスフォスフォネート経口薬誘発下顎骨壊死。

治 療

紹介してきた開業医による細菌培養の結果は *Stenotrophomonas maltophilia* で、これは piperacillin − tazobactum 混合物にもっとも感受性がある。手術に先立ち、piperacillin − tazobactum 混合物4.5gを8

症例10：ステージⅢb　二次的骨髄炎と異物をともなうビスフォスフォネート経口薬誘発骨壊死

時間ごとに5日間投与する前に，新しく細菌培養を行った．この時，緊急の空腹時CTX検査を行ったが，その値は202 pg/mLで，計画した手術にとっては予想よりもはるかに安全な値を示していた．

手術に際し，皮膚の瘻孔より下方のオトガイ下部に，下顎骨に達する切開を加えた（図7-10e）．下顎骨が現れた時には，エックス線写真に映しだされた肉芽組織をともなう下縁の破壊と6本のうち4本のインプラント周囲に膿汁が認められた（図7-10f）．4本の動揺したインプラントの先端は破壊された下縁を突き抜けているのが認められ，そのインプラントを除去した（図7-10g）．幸運にも，下顎骨の正中部と頬側ならびに舌側の皮質骨はほぼ健全であり，連続離断術の必要はなく，病的骨折を起こす可能性もなかった（図7-10h）．多数の腐骨を除去し（図7-10i），瘻孔を0.12％クロルヘキシジンで洗浄して閉鎖した（図7-10j, 7-10k）．患者は入院中と退院後1か月間は在宅ヘルスケアサービスによって piperacillin － tazobactum 混合物4.5 g を8時間ごとに静注投与された．

結　果

感染と瘻孔は痛みと腫脹とともに消失した．今では下顎骨も治癒に向かい，新生骨が再生されている．中央部にある2本のインプラントは残ってはいるが，負荷をかけていないので臨床的に安定し，合併症もない．この骨再生の期間中，可撤性暫間義歯を装着し，壊死組織除去手術後1年間はこ

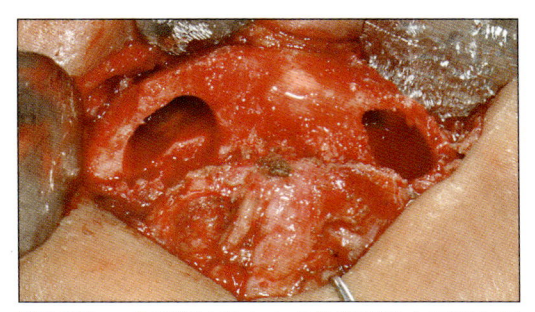

図7-10h　骨溶解はほとんど骨髄腔内と下縁に起こっていたが，頬側と舌側の皮質骨は健全であり，病的骨折の危険性は低かった．

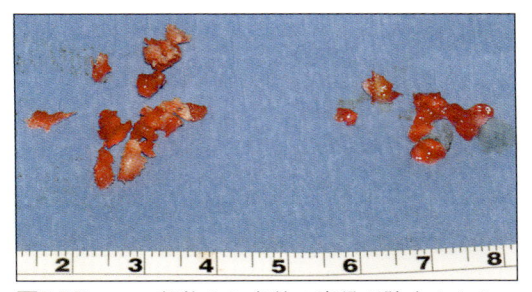

図7-10i　この部位から多数の腐骨が除去された．

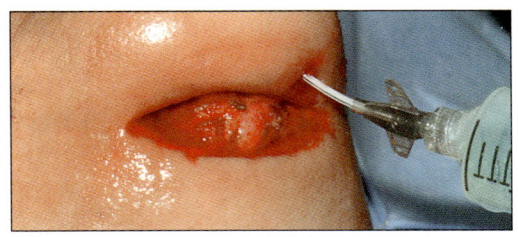

図7-10j　この症例では消毒剤0.12％クロルヘキシジンが有用な創傷洗浄液であった．

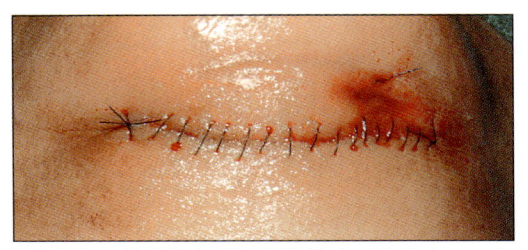

図7-10k　徹底的な壊死組織除去が実施されるならば，一次的閉鎖が可能であり，瘻孔は別に縫合することができる．

の状態を続けさせる．骨移植および／あるいは歯科インプラントの再埋入は，患者がビスフォスフォネート経口薬治療を再開せず，血清CTX検査値が改善し続けるならば禁忌ではない．

現在はフォサマックの代わりにラロキシフェンを服用し，内分泌医はDEXAスキャンで監視していて，その値は骨減少症の範囲にとどまっている．

症例のポイント

1. 3年以上継続してビスフォスフォネート経口薬治療を受けている患者における，インプラント手術に関連した合併症の危険性と重篤さを強調するものである．しかし，この症例では，感染の重篤さを助長する病的併存状態がある．それは
   - 互いに接近している6本のインプラント
   - 固定性補綴物への咬合による6本のインプラントへの即時負荷
   - 診察室での長時間（4時間以上と記録されている）のインプラント埋入
   - たった5日間とはいえ感染中のステロイドの使用

2. この症例は，特にビスフォスフォネート製剤と用量，服用期間を含む正確な投薬歴の必要性を改めて強調するものである．さらに，いかに多くの患者と開業医が，ビスフォスフォネート製剤服用中における口腔外科処置の危険性に気づいていないかということも明確に示している．

3. たとえビスフォスフォネート経口薬誘発骨壊死の重症例であっても，疾患の機序，検査法，治療法の選択肢を知ることによって解決できる．

症例11
ステージIIa　ビスフォスフォネート経口薬誘発骨壊死

主訴
「骨に感染があり，フォサマックによる骨壊死があるように思う．」

現病歴
　58歳，女性．感染症専門医から「顎の感染」のために紹介された．この医師は過去4か月間以上，セフォレキシン，クリンダマイシン，アジスロマイシンを処方したにもかかわらず病状を改善できなかった．患者はフォサマック10 mgを1年間連日服用し，その後は週に1回70 mgに変更し，3年以上服用した．その時期に左側下顎第一大臼歯部の歯の欠損部に歯科インプラントが埋入された．その部位は治癒せずにインプラントは動揺し，3週間して脱落した．6か月ごとに2回行われた壊死組織除去と2回目の壊死組織除去時の左側下顎第二大臼歯の抜去にもかかわらず，骨が露出したままである．その頃に歯科専門医はビスフォスフォネート製剤の合併症の可能性に気づいて，患者のプライマリーケア医に薬剤を中止するよう要請した．その医師は，フォサマックがこの問題の原因であると信じなかったし，治療継続の必要がある中等度から高度の骨粗鬆症であったため，休薬を拒絶した．患者のBMDは608 mg/cm^{2}でTスコアにすれば−3.4であった．著者を受診した時は，合併症が起こってから2年経過しており，骨が露出して18か月後であった．フォサマックを少なくとも5年間服用していたが，他の病気や薬物アレルギーはなく，ステロイド剤はまったく使っていなかった．

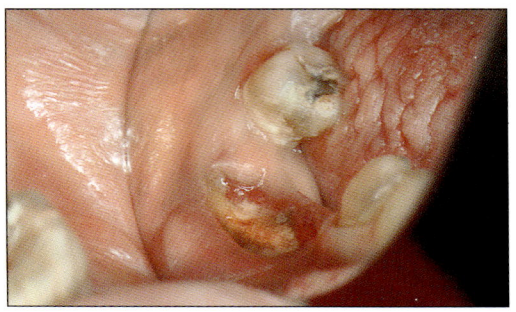

図7-11a　もともと歯科インプラントが埋入されていた部位には1 cm×1 cmの露出した骨があり，その周囲には炎症があった．

検査
　左側下顎第一大臼歯部の歯槽窩に一致する歯槽頂に1 cm×1 cmの露出した骨があった（図7-11a）．露出骨は歯槽頂より舌側に位置し褐色であった．歯槽窩遠心部に少量の肉芽組織があった．パノラマエックス線写真では下顎管レベル上方の歯槽骨に限局した骨溶解があり，中心部は骨硬化を示していた（図7-11b）．露出骨は硬く，非可動性であった．周囲の軟組織は触診す

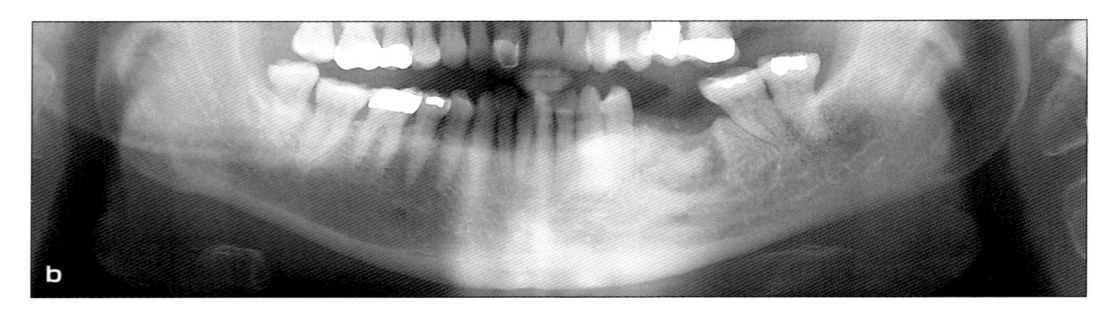

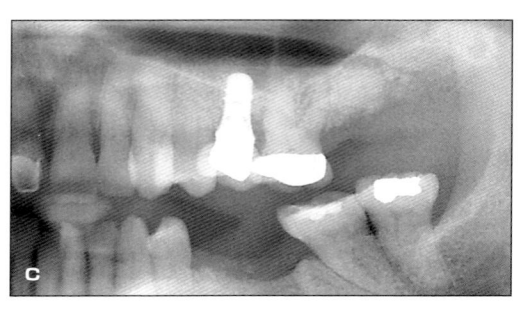

図7-11b 左側第二小臼歯と第一大臼歯には骨溶解と骨硬化像が明瞭に認められる．

図7-11c 拡大像では，明らかに露出骨の部位に骨溶解と骨硬化がある．しかし，左側上顎第二小臼歯相当部のインプラント周囲の骨溶解と左側上顎第一大臼歯周囲の骨硬化も明らかである．

ると痛みがあり，炎症をともなっていたが，排膿はなかった．他部位には露出骨はなかったが，左側上顎小臼歯部のインプラントは，インプラント長の1/3の骨が頸部で消失し，左側上顎第一大臼歯周囲の骨は硬化して，歯槽硬線が消失していた(図7-11c)．

評価の要点

1. この病態はビスフォスフォネート誘発顎骨壊死の基準のすべてに適合する．すなわち8週間以上露出したままで治癒しない骨，壊死組織除去を行っても反応しないか増悪すること，3年以上（この症例では5年以上）のビスフォスフォネート経口薬の使用．病的併存状態はなかった．

2. この薬剤の合併症の目新しさと，データの裏づけのない主張を含む数多くの「編集者への書簡」によって生じる混乱を考慮すれば，原因と効果に関する医師の拒絶は理解できる．それにもかかわらず，主治医とは対立しないで話し合いを始めるべきで，中等症から重症の骨粗鬆症のコントロールを持続しながら，口腔状態を改善するために，互いに容認される活動方針を採用すべきである．

3. 空腹時の血清CTX値は役に立つ．報告された数値は38 pg/mLでこれは極端に低い．ビスフォスフォネート静注薬に関する初期の報告の文献とともに，この値について医師と相談したが，遺伝子組み換えヒト1-34副甲状腺ホルモン(rh 1-34 PTH)20 μgの28日間皮下注射を3回反復することを条件に，

症例11：ステージⅡa　ビスフォスフォネート経口薬誘発骨壊死

フォサマックの中止に同意した．著者と主治医は，DEXA スキャンが BMD 値の低下を示すか，T スコアが－3.8 以下に降下する場合には，フォサマックを再開することにも合意した．

診　断

露出骨は約 1 cm×1 cm の大きさで痛みがあり，わずかながら感染の証拠があったので，この症例はステージⅡa ビスフォスフォネート経口薬誘発下顎骨壊死と診断した．

治　療

患者は手術を勧められなかったので落胆したが，露出骨が増えるのみであった過去 2 回の壊死組織除去の結果と CTX 値に対する不安を思い出して，骨露出がさらに大きくなる危険性を理解した．ペニシリン VK 500 mg を 1 日 4 回服用し，0.12％クロルヘキシジンで 1 日 3 回含嗽することを始めた．

結　果

3 か月以内に CTX 値は 180 pg/mL までに改善したが，これは壊死組織除去が可能な数値である．しかし，ペニシリン／クロルヘキシジンの組合せが感染と痛みに効果を発揮したので，非観血的治療をさらに 3 か月間延長した．6 か月後には CTX 値が骨リモデリングの回復を示す 240 pg/mL となった．臨床的には露出骨の動揺が明らかとなり，CT スキャン上，最終的に典型的な骨枢で囲まれた腐骨が出現した（図

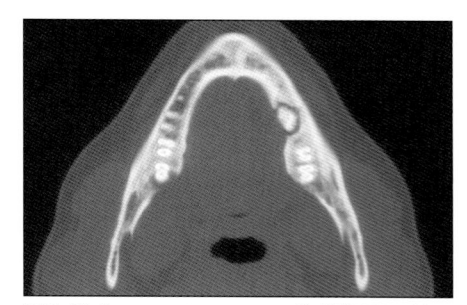

図7-11d　フォサマックの休薬期間の結果，壊死骨の腐骨形成がもたらされ，下顎からの壊死骨の分離が CT スキャンによって確認できる．

7-11d）．露出骨を処理できそうな簡単な腐骨除去術が計画された．

テリパラチドを服用した結果，－2.2 という T スコアとともに BMD は 700 mg/cm^2 と改善し，ビスフォスフォネート治療に戻る必要がなくなった．

症例のポイント

1．骨粗鬆症という，より重篤な疾患の制御を危険にさらすことなく，ビスフォスフォネート誘発顎骨壊死の予防と制御と解決のために，歯科医師と医師は胸襟を開いて協力する必要がある．
2．骨壊死に対する初期の対症療法と痛みの軽減によって，骨代謝回転の回復に十分な期間（この症例は 8 か月間），フォサマックを中止することができた．その結果，外科的壊死組織除去が成功したのであろう．
3．血清 CTX は臨床症状の改善および明らかな腐骨形成過程とよく相関したが，それは破骨細胞を介した骨代謝回転しだいである．

症例12

ステージⅢb　二次的骨髄炎をともなうビスフォスフォネート経口薬誘発骨壊死

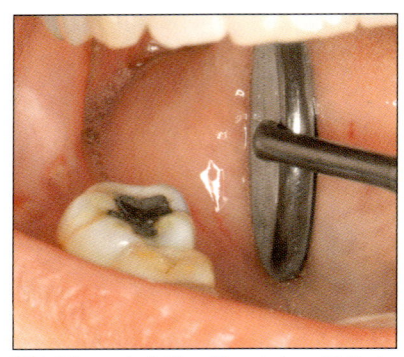

図7-12a　本症例に認められる所見は，1 cm × 1 cm の露出骨と少量の排膿であった．

主　訴

「顎骨に感染があるので激しい痛みがある．」

現病歴

60歳，女性．6か月前に右側下顎後方深部の自発痛に始まった顎骨の不具合を経験した．かかりつけ歯科医は，第二大臼歯の歯髄炎と診断し，歯内療法専門医に紹介したところ，根管治療が行われた．その治療は痛みを増強するだけで，第二大臼歯の抜去に至ったが，生じた抜歯窩は完全治癒することなく，舌側の皮質骨と歯槽頂の舌側半分の骨が露出した．その後の3か月間は腫脹をともなう激しい痛みを感じた．患者は評価と治療のため著者に紹介され，テクネシウムメチレンジフォスフォネート（Tc 99m）骨スキャンとCT スキャンの結果を持参して来院した．過去3か月間，クリンダマイシン300 mg を毎日3回服用しているが，痛みと腫脹は良くならないと言っている．

この患者は10年前に骨減少症と診断され，最初の3年間はフォサマック10 mg を毎日服用し，その後の7年間は70 mg を1週に1回服用してきた．フォサマックを処方した医師は5年前に死亡している．患者は骨減少症について他の医師に相談することなく，明らかに不確かなままに更新された最後の処方箋でフォサマックを服用し続けた．しかし顎骨の痛みのために，この2か月間はフォサマックを服用しなかったと言っている．ペニシリンに対するアレルギーがあって発疹が生じ，高血圧は atenolol と hydrochlorothiazide でコントロールされ，ステロイド剤を服用したことはないと述べている．

症例12：ステージIIIb　二次的骨髄炎をともなうビスフォスフォネート経口薬誘発骨壊死

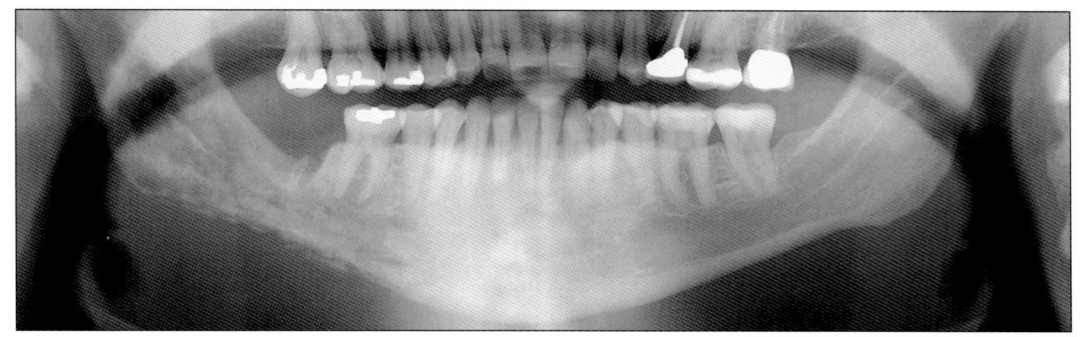

図7-12b　右側のオトガイ孔から下顎枝中央部に達する下顎骨下縁の破壊をともなう広範囲の骨髄炎.

検　査

　第二大臼歯抜歯窩に相当する右側下顎後方部に少量の排膿をともなう 1 cm × 1 cm の骨露出がある（図7-12a）．顔面の右側は赤みを帯びて腫脹し，触診でひどく痛みがあった．パノラマエックス線写真では，オトガイ孔から下顎枝中央部に及ぶ範囲に多数の小さな腐骨をともなう広範な骨溶解が見られる（図7-12b）．CTスキャンでは，頬側と舌側の皮質骨が溶解し，同様に骨髄腔に多数の腐骨が認められる（図7-12 c, 7-12 d）．また，CTスキャンでは，下顎枝内に骨破壊の進展が及んでいるのも認められる（図7-12e）．Tc 99m骨スキャンでは，右側下顎体と下顎枝内に炎症と反応性骨形成を示す予想どおりの強い取り込みが認められた（図7-12f）．皮肉なことに，このスキャンを注意深く見ると，上下顎の正常な部位の歯槽骨にも取り込みの増加がみられたが，これは骨代謝回転度が亢進し，ビスフォスフォネートに対して上下顎骨が傷害されや

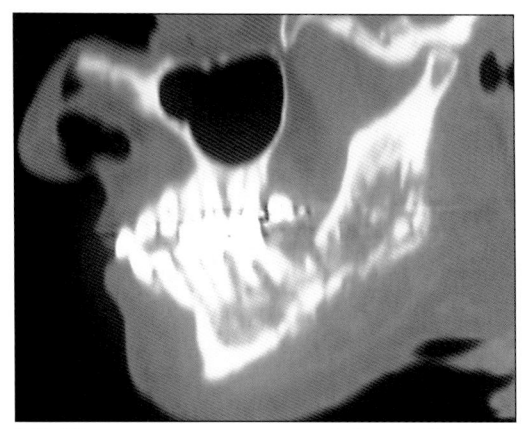

図7-12c　CTスキャンでは，多数の腐骨と下顎骨下縁および下顎枝の破壊が注目される．

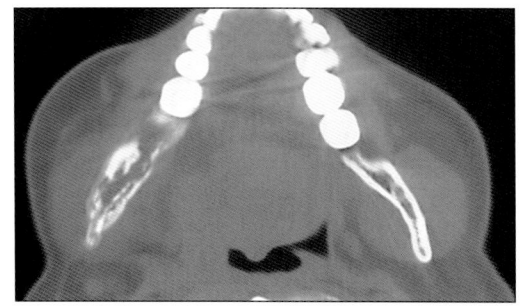

図7-12d　軸位断CTスキャンでは，頬側と舌側の骨皮質の腐骨化と断裂が明らかである．

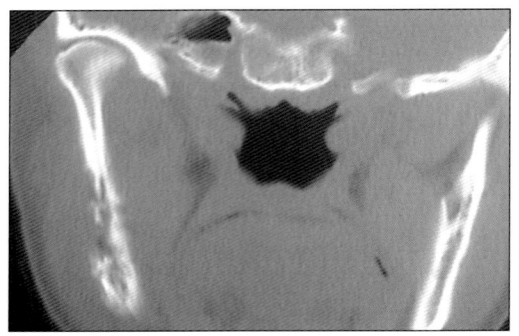

図7-12e 冠状断 CT スキャンでは，関節頭に近い部分に骨破壊が認められる．

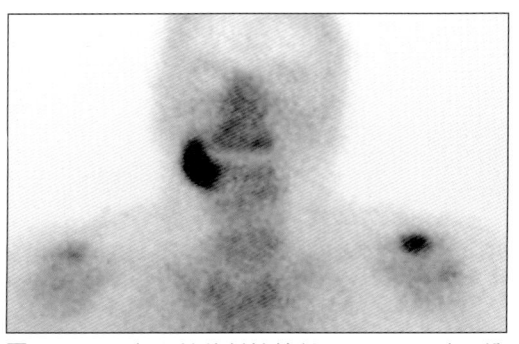

図7-12f 骨親和性放射性核種 Tc 99 m の取り込み増大は，骨壊死部における反応性骨修復と正常な上顎骨，鼻腔，下顎骨領域の活発な骨代謝回転を示すものであり，さらに肩関節の滑膜内で放射性核種が水溶性であることを示している．

すくなっていることを示している．

評価の要点

1．3年以上という長期間のフォサマック服用は，より広範囲でより重篤な症状と関係している．この症例では，10年間の薬剤使用により広範囲に生存不能な骨が生じる結果となった．
2．単純抜歯に起因する二次的骨髄炎をともなった，明らかなビスフォスフォネート経口薬誘発骨壊死である．
3．繰り返すが，クリンダマイシンの使用は臨床的に効果がなかった．ビスフォスフォネート誘発顎骨壊死の治療にはクリンダマイシンの単独投与は行うべきでない．
4．広範な骨破壊は抗菌薬のみでは回復できない．切除という方式の外科的壊死組織除去が要求されるであろう．
5．切除断端での骨露出の危険性あるいは固定用チタン製プレートの危険性が最小限になるような手術時期を的確に設定するためには，空腹時血清 CTX が必要になるであろう．
6．もし，CTX がより長期のフォサマック休薬期間の必要性を示すとすれば，ペニシリンの代替薬を用いて疼痛コントロールのための鎮痛療法が必要になるであろう．

診　断

二次的骨髄炎をともなうステージIIIb ビスフォスフォネート経口薬誘発下顎骨壊死．

治　療

最初の血清 CTX は 131 pg/mL という回答であったが，これは中等度の危険域である．拡大切除を計画し，活動中の感染があったために，経口レボフロキサシンを連日 500 mg と経口メトロニダゾール 500 mg 1日3回の投与を開始し，鎮痛剤も適宜投与した．この組合せが1週間以内に劇的に痛みを和らげたので，鎮痛剤の量を減らすことができた．エックス線写真上の変化は

症例12：ステージⅢb　二次的骨髄炎をともなうビスフォスフォネート経口薬誘発骨壊死

なかった．2か月のフォサマック休薬期間後に（通算4か月の休薬期間）空腹時CTXは215 pg/mLに改善し，計画した手術を受けるための骨治癒能力を示した．

手術は口腔外からの右側下顎半側切除術であった（図7-12g）．下顎骨を明示し観察すると，肥厚して線維化した骨膜があり，それは長期間，骨が死んでいたことと慢性の感染を示唆していた．下顎骨には多くの孔があり，皮質骨の欠損部は肉芽組織で満たされていた（図7-12h）．骨の破壊と感染は下顎頭の基部まで拡大していたので，関節離断切除術が必要となった（図7-12i, 7-12j）．切除断端の骨からは正常色の出血があった．骨は正常な骨よりも緻密だったが，生きていると判断された．人工関節頭付きチタン製再建プレートを適合させ，内外側皮質骨を貫通固定するロッキングスクリュー5本で前方の骨片に固定した（図7-12k）．チタン製の人工関節頭は側頭窩の

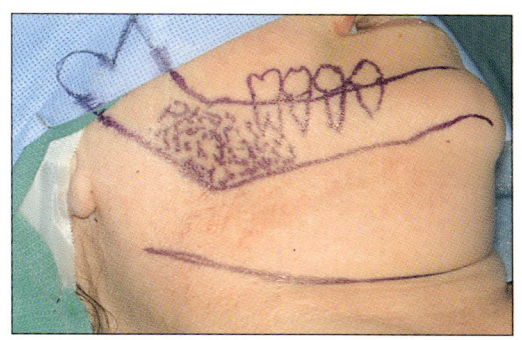

図7-12g　計画された切除とチタン製プレートの装着は，瘢痕を目立たなくするために，自然の皺に沿った口腔外切開によってアプローチされた．

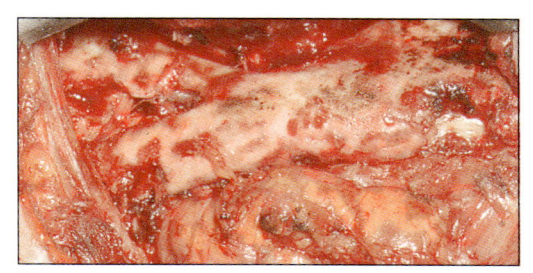

図7-12h　下顎骨を露出すると，骨溶解による多数の孔と肉芽組織が見られた．

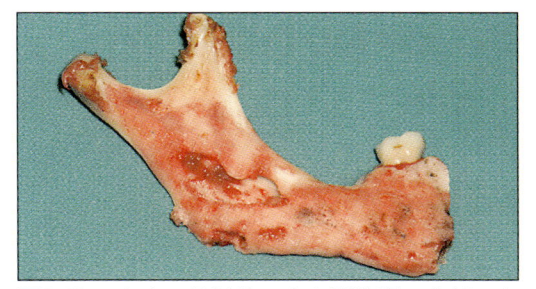

図7-12i　炎症は骨髄腔の中を関節頭の基部に向かって進展していたので，顎骨の切除は関節離断術を必要とした．骨膜の反応性骨形成を示す赤色の骨表面に注目されたい．これは骨壊死／骨髄炎が骨髄腔に限局し，そこを通って進展することを示している．

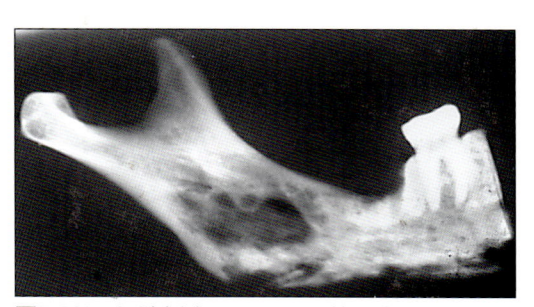

図7-12j　切除標本のエックス線写真は，骨破壊の範囲をより明瞭に示している．

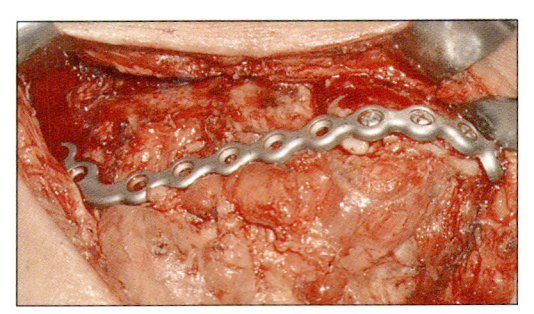

図7-12k 残っている下顎骨に人工関節頭付きチタン製再建プレートを固定した．

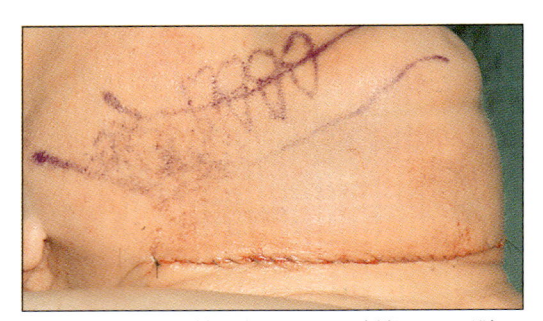

図7-12l 一次閉鎖を行ったが，創部には死腔があるので受動的ドレーンを入れた．

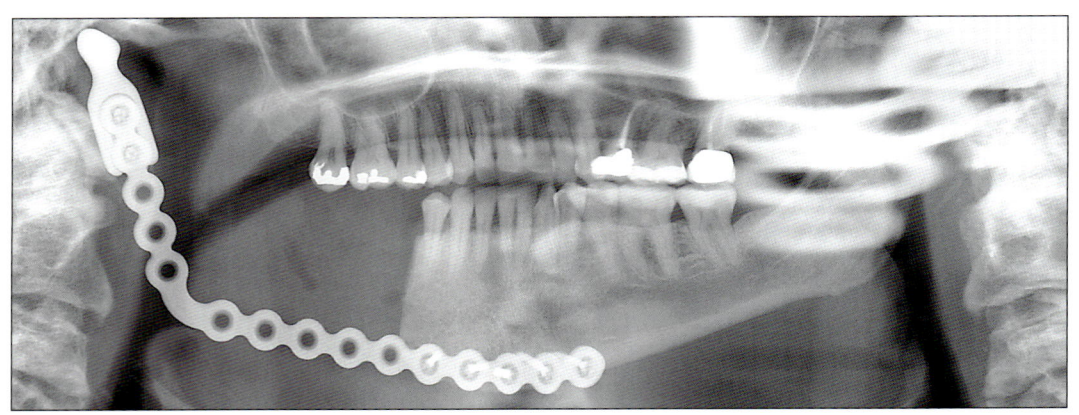

図7-12m 人工関節頭が側頭窩内に挿入され，チタン製プレートが生存骨にしっかりと固定されると，下顎骨の連続性が再現されて咬合も再構築された．

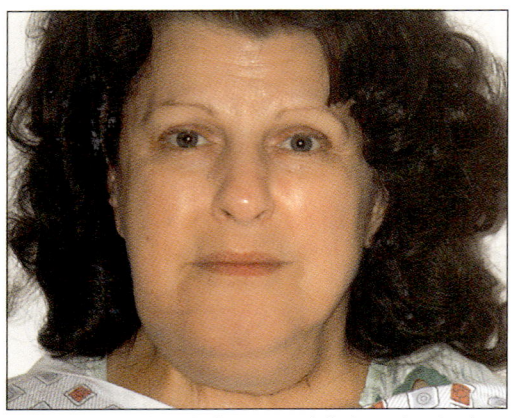

図7-12n 術後の非常に早い時期（3日）の写真でも，顔の輪郭と下顎の正中の位置が正しく保たれていることは明らかである．

中へ関節円板に向かって強く押し込んだ．咬合は術中の一時的な顎間固定で決められたが，それは固定解除時に中心咬合で反復して咬むことができることを示し，下顎頭が正しい位置にあることを証明していた．美容上，最良の結果を得るために，頸部中央の自然な皺に沿って切開を加え，0.25インチのペンローズドレーンを入れて各層を縫合閉鎖した（図7-12l）．患者は術後入院処置として，レボフロキサシン500 mgの連日静注とメトロニダゾール500 mgを1日3回静注を受け，以後の2週間は経口レボ

症例12：ステージⅢb　二次的骨髄炎をともなうビスフォスフォネート経口薬誘発骨壊死

フロキサシン500 mgのみを1日1回投与された．

結　果

骨壊死と骨髄炎はいずれもこの処置で治癒した（図7-12m, 7-12n）．その後は骨露出もなく痛みもなかった．チタン製プレートの機能は良好で，開口も十分であり，正常に食事し話すことができた．骨切除部にあった2本の歯を失ったが，主に左側を使って食事もうまくできた．チタン製プレートは良好な形態と機能を営んでいるので，すぐに骨移植をする計画はない．

症例のポイント

1．ビスフォスフォネート経口薬治療によって，重症のビスフォスフォネート誘発顎骨壊死が発生しうる．ビスフォスフォネート経口薬によって生じる骨壊死は少ないが，顎骨壊死はビスフォスフォネート静注薬によってのみ生じるものではない．
2．重症の感染と痛みを軽減するには，レボフロキサシンは効果的であり，特にメトロニダゾールとの併用は非常に有効である．この症例では，骨代謝回転と骨治癒能力を回復させるのに，フォサマック休薬期間として十分な時間をとった．
3．ビスフォスフォネート誘発骨壊死は症例を選択すれば，切除手術によって治癒させることができる．手術前に感染が抑制されていれば，チタン製プレートを装着することができるし，休薬期間は手術の危険性の低減を示すCTX値として表れる．

用語集

杉崎　正志・栗田　賢一　訳

Actinomyces　放線菌（属）：通性嫌気性細菌で，その慢性化，線維症形成および骨髄炎発症能が知られている．

Actonel(risedronate)　アクトネル（リセドロネート）：窒素含有ビスフォスフォネート経口薬で，骨粗鬆症治療の第一選択薬である．

Adipocyte　脂肪細胞：分化，成熟した脂肪細胞．

Albers-Schoenberg disease　アルバース・シェーンベルグ病：高密度に過石灰化した骨格と顎骨における壊死骨の露出を特徴とする常染色体優性遺伝性疾患で，大理石骨病を軽度に発症する．

Alkaline phosphatase　アルカリフォスファターゼ：骨形成に関連する一次酵素．しばしば新生骨形成のマーカーとして用いられる．

Alveolar bone　歯槽骨：歯を包み込む上下顎の骨．

Anti-osteoclastic　抗破骨細胞性：破骨細胞による骨吸収の抑制あるいは破骨細胞の死滅をもたらす作用．

Apicoectomy　歯根端切除術：歯根の先端を外科的に切除し，術前の根管充填が不十分であれば，それを実施する手術術式．

Apoptosis　アポトーシス：細胞死．

Aredia(pamidronate)　アレディア（パミドロネート）：窒素含有ビスフォスフォネート静注薬で，転移したがんによる骨吸収を抑制し安定化するのに用いられる．

Basilar bone　基底骨：下顎の歯根下方の骨．

Bisphosphonate　ビスフォスフォネート：2つのリン酸塩構造の間に1つの炭素原子を有するジフォスフォネートで，破骨細胞機能の抑制あるいは破骨細胞死を起こす．

Black box warning　ブラックボックス警告文書：米国食品医薬品局が発する潜在的有害反応に対する最高度の警告．

BMD(bone mineral density)　骨密度：骨粗鬆症の診断に用いられる標準規格．特定部位における骨量をmg/cm^2として測定．

BMP(bone morphogenetic protein)　骨形成タンパク質：間葉系幹細胞からの骨芽細胞の分化を誘導する骨ミネラル基質にみられる成長因子（サイトカイン）．

BMU(bone metabolic unit)　骨代謝単位：破骨細胞性骨吸収の範囲を示し，追随する骨芽細胞の新生類骨合成もみられる．

Bone remodeling　骨リモデリング：破骨細胞による骨吸収と骨芽細胞による骨再生の過程．

Bone turnover　骨代謝回転：骨吸収と新生骨形成の過程を表す用語．

Boniva(ibandronate)　ボニバ（イバンドロネート）：窒素含有ビスフォスフォネート経口薬で，骨粗鬆症治療の第一選択薬である．

cAMP(cyclic adenosine monophosphate)　環状アデノシン一リン酸：細胞の代謝機能に対する高エネルギー結合の供給源で，破骨細胞の成長を促進する伝達シグナルに応答するため骨芽細胞によって利用される．

用語集

Canaliculi 骨細管：石灰化した骨の中を通る骨細胞間の小結合で，ストレスセンサーとして作用していると考えられている．

Caries カリエス：歯のう蝕．

Catch-22 キャッチ22：いかなる成果も否定的なものになるというジレンマを表した映画の引用．

cFos cFos：間葉系幹細胞の細胞増殖と分化を促進的に制御する遺伝子．

Chronotropic 周期変動性：心拍数と心調律に影響する．

Collagen コラーゲン：ヒト体内でもっとも一般的なタンパク質で，骨の有機的構成要素．

Collagenase コラゲナーゼ：コラーゲンを切断し，小さなペプチドと個々のアミノ酸に分解する酵素．

Comorbidities 病的併存状態：原発疾患と共存する苦悩，薬剤あるいは疾病．

CTX(C-terminal cross-linking telopeptide) CTX（I型コラーゲン架橋C-テロペプチド）：I型コラーゲンの分解を示す架橋結合断片を測定する血清試験で，骨代謝回転の指標となる．

Cutting cone カッティングコーン：活発に骨吸収する複数の破骨細胞がみられる骨吸収窩の区域．

Debridement デブリードマンあるいは壊死組織除去：創辺縁に関係なく組織を切除すること．

Decadron(dexamethasone) デカドロン（デキサメタゾン）：細胞膜の安定化を介して，浮腫を防止することで特に知られている合成グルココルチコイド．

DEXA scan(dual energy x-ray absorptiometry scan) DEXAスキャン（二重エネルギーエックス線吸収測定法）：BMDをmg/cm^2の単位で測定する方法．

Didronel(etidronate) ダイドロネル（エチドロネート）：最初のビスフォスフォネートとして発売された窒素非含有ビスフォスフォネート製剤で，Paget病の治療に第一選択薬として用いられた．

1,25-Dihydroxy vitamin D_3 1,25ジヒドロキシビタミンD_3：もっとも多く処方されたもっとも活性型のビタミンDで，主な作用として小腸を介した食物中カルシウムの吸収を増加させる．

Diphosphonate ジフォスフォネート：ビスフォスフォネートを表す旧式用語である．2つのリン酸塩の分子成分を表記する意図があった．

Drug holiday 休薬期間：後日，再投薬することを意図しながら薬物を中断する期間．

Edentulous 無歯顎の：歯がすべて欠損した顎の．

Eikenella corrodens エイケネラ・コローデンス：グラム染色では良く染色されない小型の嫌気性細菌で，Actinomycesや他の顎感染症に関連して広く見つかる．

Endocrine effect 内分泌作用：1つの細胞から他の細胞への作用で，循環血流中に分泌され脈管を介して分布したホルモンにより伝達される．

Epithelial attachment 上皮付着：歯肉上皮の歯頸部への付着．

Farnesylation ファルネシル化：破骨細胞機能に必須のイソプレノイド脂質の1つであるファルネシルピロリン酸の終反応．

FDA cleared(not approved) FDA承認(非承認)：米国食品医薬品局による薬剤あるいは機器の検査および認可を表す行政用語．

Fibro fatty 線維脂肪性：正常な細胞性骨髄を置換する線維組織と脂肪細胞の組合せ．

Fibrous dysplasia 線維性異形成症：非遺伝性骨成熟異常で，骨格において単骨性あるいは多骨性に未成熟骨の病巣を生じる．

Fosamax (alendronate) フォサマック（アレンドロネート）：窒素含有ビスフォスフォネート経口薬で，骨粗鬆症の治療に第一選択薬として用いられる．

Full-mouth periapical radiographs 全顎根尖部エックス線写真：通常，顎骨の歯のない部位を除き，すべての歯と周囲骨を映しだす小さなエックス線写真の一式．

Furcation involvement 根分岐部病変：同一歯の2根間での骨喪失を表記するために用いる用語．

Gaucher disease Gaucher病（ゴーシェ病）：Ashkenazi Jewish集団に好発する酵素欠損による遺伝性疾患で，諸臓器への脂肪沈着や骨梗塞を示す．

Geranylgeranylation ゲラニルゲラニル化：破骨細胞機能に不可欠なイソプレノイド脂質の1つであるゲラニルゲラニルピロリン酸の終反応．

Gp130 Gp130：破骨細胞形成に関与する骨芽細胞膜中のタンパク質．

GTPase GTP加水分解酵素：細胞の代謝機能に利用する結合エネルギーを得るため，グアノシン三リン酸から3番目のリン酸結合を解離する酵素で，破骨細胞の機能と生存に必須の部分．

Half-life 半減期：吸収された薬物が代謝あるいは特定部位から排出され，その量が1/2になるのに必要な時間．

Haversian system ハヴァース系：中心脈管・リンパ管および骨芽細胞が配列する内環を含む緻密骨の機能単位で，同心円状の骨細胞と骨形成層板線を含む石灰化骨で取り囲まれている．

Howship lacunae ハウシップ窩：骨表面上の破骨細胞性骨吸収を示すカップ状に欠損した部位．

Hydrolysis 加水分解：水の添加による化学的結合の解離．

Hydroxyapatite ヒドロキシアパタイト：骨の結晶成分．

Hypercalcemia of malignancy 悪性腫瘍による高カルシウム血症：がんが分泌する副甲状腺関連ペプチドによって生じる腫瘍随伴性症候群の1つで，ペプチドが本来の副甲状腺ホルモンと同様に作用し，高カルシウム血症を起こす．

Hypercalcemia 高カルシウム血症：総カルシウムが11.0 mg/dlを超える血清濃度．

Idiopathic hyperphosphatasemia 特発性高フォスファターゼ血症：血中アルカリフォスファターゼレベルが高くなる原因不明の状態で，しばしば深部骨や筋疼痛および軟化した骨と関連する．

ILG$_1$, ILG$_2$ (insulin like growth factors 1 & 2) ILG$_1$, ILG$_2$（インシュリン様成長因子1，2）：骨ミネラル基質中で発見された2種の成長因子で，いったん放出されると新生骨形成を刺激することが知られている．

Ionotropic 向イオン性：心臓収縮力に影響する．

Isoprenoid diphosphates イソプレノイド二リン酸：破骨細胞機能を維持し，破骨細胞死を防ぐために必須のリン酸塩を含む分子．

Isoprenoid lipids イソプレノイド脂質：ファルネシルピロリン酸やゲラニルゲラニルピロリン酸のように破骨細胞機能やその生存に必要なピロリン酸塩のグループ．

Juvenile osteoporosis 若年性骨粗鬆症：予想された年齢より若い世代に起こる骨粗鬆症で，通常は小児または10代に発生する．

Lamina dura 歯槽硬線：歯根膜線維を歯槽骨に固定する束状骨の成熟した層．

Laryngoscope 喉頭鏡：舌と下顎を前方に挙上することにより下咽頭と声帯を可視する金属製もしくはプラスチック製の器具．診断用あるいは挿管用として用いる．

用 語 集

Left-handed triple helix 左巻き三重らせん構造：Ⅰ型コラーゲンの組紐状構造で著しい強度を付与する．

Mesenchymal stem cells 間葉系幹細胞：骨，軟骨，筋肉，脂肪，血管細胞に分化する非上皮性多能性細胞．

Metastasis 転移：悪性腫瘍が原発部位より遠隔臓器に移り，そこで新たな病巣を形成する過程．

Mevalonate pathway メバロン酸経路：破骨細胞の生存に必要なコレステロールとイソプレノイド脂質の産生にとって重要な生合成経路．

Miacalcin ミアカルシン：サケ・カルシトニンの鼻内噴霧薬．

Micron(μ) ミクロン：1×10^{-6}m または 1×10^{-3}mm を示す顕微鏡レベルの計測単位．

Moraxella モラキセラ：一般にベータラクタマーゼ陽性で気道や副鼻腔に存在する好気性病原体．

Myelophthisic pancytopenia 骨髄ろう性汎血球減少症：正常な骨髄腔が閉塞もしくは置換される病変のため骨髄機能の低下をまねき，末梢血中の赤血球，白血球，血小板が減少する疾患．

NIH：米国メリーランド州 Bethesda にある国立公衆衛生研究所．

Off-label use 適応外使用：FDA により承認されていない適応に対し，薬物や機器を用いること．

Oncologist 腫瘍専門医：がんの診断，評価，治療を専門とする医師．

OPG(osteoprotegerin) OPG(オステオプロテジェリン)：骨芽細胞より産生されるタンパク質で RANKL と拮抗し破骨細胞の活性を抑制する．

Osseointegration オッセオインテグレーション：セメントラインを介して金属表面(通常はチタン)が骨へ直接接触する過程．

Osteoblast 骨芽細胞：間葉系幹細胞に由来し骨を形成する細胞．

Osteocalcin オステオカルシン：骨芽細胞により合成される低分子の骨基質タンパク質で骨形成細胞のマーカーとなり，破骨細胞に対し走化性を示すとも考えられている．

Osteoclast 破骨細胞：マクロファージ系細胞の融合に由来する細胞で骨を吸収する．

Osteocyte 骨細胞：石灰化した骨小腔中に存在する成熟した骨細胞で，メカノセンサーとして骨を維持・調節する．

Osteogenesis imperfecta 骨形成不全症：コラーゲン分子の点突然変異に起因する疾患で，骨がもろく折れやすくなる．

Osteolysis 骨溶解：骨の吸収．

Osteomyelitis 骨髄炎：骨髄腔内への感染．

Osteonecrosis 骨壊死：骨の死亡．

Osteopenia 骨減少症：骨粗鬆症ほど重症ではない BMD の減少した状態で，T スコアは -1 と -2.5 の間．

Osteopetrosis 大理石骨病：破骨細胞の機能と生存にかかわる8個の変異遺伝子欠損による疾患で，過石灰化した骨と顎骨の治癒不良な露出骨などを含む種々の合併症を起こす．

Osteoporosis 骨粗鬆症：骨ミネラル全体が減少し，骨梁の厚さや結合性が粗となる疾患で，T スコアは -2.5 以下．

Osteoradionecrosis 放射線性骨壊死：放射線治療により骨細胞や幹細胞および毛細血管が細胞死するため，壊死骨が露出する疾患．

Osteosclerosis 骨硬化：骨の石灰化の増大を表す一般的用語．

Oxygen gradient defect　酸素勾配障害：組織内酸素勾配 20 mmHg 以下が，創傷の調整と治癒にかかわるマクロファージ由来成長因子の分泌に必要な閾値となる．

Paget disease　Paget 病：骨の腫大，過剰な血管増生，高回転の骨リモデリングを特徴とする成人の骨疾患．

Panoramic radiograph　パノラマエックス線写真：口腔顎顔面外科医に利用される標準的なエックス線写真で，上下顎の全体が示される．

Paracrine effect　パラクリン（傍分泌）効果：細胞外液中に直接分泌されたホルモンを介した細胞間の相互作用．

Paraneoplastic pemphigus　腫瘍随伴性天疱瘡：がんが抗体反応を惹起し正常組織のタンパク質とも反応する物質を分泌するため，有痛性皮膚や口腔粘膜病変が現れる状態．

Paraneoplastic syndrome　腫瘍随伴性症候群：がんが正常の生理機能活性を模倣するような，あるいは特定の病態生理を生じるようなホルモン様物質を分泌することに起因する複合的な徴候や症状．

Parathyroid hormone-related peptide　副甲状腺ホルモン関連ペプチド：がんにより産生されるペプチドで，本来の副甲状腺ホルモンと同じように機能的に作用する．

Partially edentulous　部分歯欠損：顎における部分的な歯の欠損．

Periodontal ligament space　歯根膜腔：歯根と歯槽骨との間の空隙．

Periodontal ligament　歯根膜：歯根セメント質を歯槽骨に結合させる緻密なコラーゲン線維．

Periodontal surgery　歯周外科手術：歯周組織である歯肉と歯槽骨に対する外科手術．

Periodontitis　歯周炎：歯の周囲の歯肉と歯槽骨の炎症性疾患で，骨の吸収と歯の脱落をまねく．

Primary teeth　乳歯：最初に萌出する歯で，deciduous teeth あるいは baby teeth とも呼ばれる．

PU.1　PU.1：間葉系幹細胞の細胞増殖と骨芽細胞への分化を促進的に調節する遺伝子．

Pyrophosphate　ピロリン酸塩：2つのリン酸塩成分の間に酸素原子1個をもつジフォスフォネート．

Radionucleide　放射性核種：低線量放射線を放出する化合物で，静脈内に注入されて特定部位に集積した後にスキャン撮影されて確認される．

Raloxifene　ラロキシフェン：エストロゲン受容体の刺激作用をもつ骨粗鬆症治療薬．

Ramus　下顎枝：下顎角と下顎頭の間にある下顎の一部分．

RANK (receptor activator nuclear factor KB)：破骨細胞表面にある膜貫通型受容体で，RANKL によって活性化されると骨吸収が始まる．

RANKL (receptor activator nuclear factor KB ligand)：骨芽細胞やいくつかのがん細胞，おそらくは他の細胞などにより分泌されるタンパク質で，破骨細胞表面にある RANK 受容体を活性化する．

Recombinant human 1-34 parathyroid hormone (teriparatide)　組み換え型ヒト1-34副甲状腺ホルモン（テリパラチド）：ヒト副甲状腺ホルモンの活性部位を有する遺伝子組み換えペプチドで，中等度から重度の骨粗鬆症の治療のため注射薬として使用される．

用語集

Ridge augmentation 歯槽堤増大術：骨移植によって歯槽骨の高さおよび／あるいは幅を増大させる通常の骨移植術式で，一般的にはインプラント埋入に十分な骨量を得るために行われる．

Ruffled border 波状縁：骨吸収時の破骨細胞の細胞膜形態を表すために用いられる用語．

Secondary teeth 永久歯：二次萌出歯で，*permanent teeth* あるいは *adult teeth* とも呼ばれる．

Severe osteoporosis 重度骨粗鬆症：Tスコアが－2.5以下で外傷に無関係の骨折をともなう骨粗鬆症．

SIADH(syndrome of inappropriate secretion of antidiuretic hormone) 抗利尿ホルモン分泌異常症候群：腫瘍随伴性症候群の一型．

Sialoprotein シアロタンパク質：完全に分化した骨芽細胞により産生される糖タンパク質で，しばしば骨休止線に認められる．

Sigma シグマ：BMUの寿命(約6か月)に使われる用語．

Skelid(tiludronate) スケリッド(チルドロネート)：窒素非含有ビスフォスフォネート経口薬で，主にPaget病の治療に用いられる．

Spondylolysis 脊椎分離症：脊椎骨の関節間部における骨吸収により生じる．

Steroid-induced osteoporosis ステロイド性骨粗鬆症：コルチコステロイド剤の長期使用により発症した骨粗鬆症．

Tc 99m MDP(technetium 99m methylene diphosphonate) Tc 99m MDP(テクネシウム99m メチレンジフォスフォネート)：骨シンチのための放射性核種として使用されるピロリン酸塩の一型で，骨形成部に高度に集積し体外への排出も早いために用いられている．

Tetany テタニー：低カルシウム血症または *Clostridium tetani* の神経毒素により起こる骨格筋の病的な持続的拘縮．

Torus 骨隆起：上下顎の正常粘膜に覆われた皮質骨の過剰な増生．

Trabecular bone density 骨梁の密度：骨研究で頻繁に用いられる骨密度の組織学的指標．

T-score Tスコア：22±2歳の白人女性の最大骨密度を基準としたDEXAスキャンによるBMDの計測値．

Volkmann canals フォルクマン管：緻密骨内にあるハヴァース管と直交する管で，血管とリンパ管が走り，その内面は骨芽細胞に裏装される．

WHO：スイスのジュネーブにある世界保健機関．

Zometa(Zoledronate) ゾメタ(ゾレドロネート)：窒素含有ビスフォスフォネート静注薬で，主に悪性腫瘍の骨転移による骨吸収の抑制と安定化に用いられる．

Z-score Zスコア：同一の性と人種である22±2歳の個人における最大骨密度を基準としたDEXAスキャンによるBMDの計測値．

索 引

あ
アクトネル ➡ リセドロネート を参照.
アジスロマイシン　60
アポトーシス(細胞死)　12 - 13
　　破骨細胞の―――　13, 13図
アルカリフォスファターゼ　29 - 30, 85
アルバース・シェーンベルグ病　40
アレディア ➡ パミドロネート を参照.
アレンドロネート(フォサマック)
　　―――に関連する顎骨壊死症例　症例 7 - 8 , 10 - 12
　　―――に関連するビスフォスフォネート誘発骨壊死の
　　　　リスク　77, 82
　　―――による骨粗鬆症の治療　33 - 34
　　―――による歯槽骨喪失の治療　36
　　―――の化学構造　11表
　　―――の記述　5 , 11
　　―――の骨密度への効果　33 - 34
　　―――の適応　12表, 21, 82表
　　―――の用量　12表, 82表
　　―――服用後の骨露出　51, 78図

い
I型コラーゲン架橋 C- テロペプチド(CTX)
　　　　　　　81, 84 - 86, 84表, 85表, 91 - 92
イソプレノイド二リン酸脂質　12
イバンドロネート(ボニバ)
　　―――の化学構造　11表
　　―――の記述　11
　　―――の適応　12表, 21, 82表
　　―――の用量　82, 82表
インスリン様成長因子　13, 23, 24図
医科的病の併存状態　54 - 55

え
エチドロネート(ダイドロネル)
　　―――と顎骨壊死　30

　　―――による Paget 病の治療　30, 77
　　―――の化学構造　11表
　　―――の記述　9
　　―――の適応　12表, 21, 82表
エリスロマイシン　60, 65
壊死骨　14図, 40図, 70図, 94図
壊死組織除去(デブリードマン)
　　　　　39, 41図, 43, 45, 54, 74, 78図, 88, 93
塩素チャンネル　40
燕麦細胞がん ➡ 肺小細胞がん を参照.

お
オステオカルシン　23, 85
オステオプロテジェリン(OPG)　25 - 26, 25図

か
がん
　　―――患者での抗菌薬予防投与　58
　　―――と RANKL　26, 27図, 28
　　―――に関連する骨吸収　26, 27図, 28 - 29
　　―――による高カルシウム血症　27 - 29, 55
　　―――による組織治癒への影響　55
　　―――による破骨細胞の呼び寄せ　26
　　腎―――　症例 4
　　転移性―――　26 - 28
　　　前立腺がん　28
　　　乳がん　11, 28, 症例 1 - 2 , 6
　　肺小細胞―――　27 - 28
下顎枝　3図, 症例 5 , 12
顎骨
　　―――における骨代謝回転速度　51
　　―――へのビスフォスフォネートの蓄積　15, 17, 35
顎骨壊死
　　アレンドロネート(フォサマック)に関連する―――症例
　　　　　　　　　　　　　　　　　症例 7 - 8 , 10 - 12
　　イバンドロネート(ボニバ)と―――　77

索　引

エチドロネート（ダイドロネル）と―― 30, 77
歯科インプラントに関連する――症例
　　　　　　　　　　　　　症例 3, 10 - 11
ゾレドロネート（ゾメタ）に関連する――症例
　　　　　　　　　　　　　症例 1, 3 - 6
チルドロネート（スケリッド）と―― 30, 77
パミドロネート（アレディア）に関連する――症例
　　　　　　　　　　　　　症例 2, 6
リセドロネート（アクトネル）に関連する――症例
　　　　　　　　　　　　　症例 9
活動性歯周炎（疾患）　55 - 56
間葉系幹細胞　22, 25

き
休薬期間（drug holiday）　75, 88 - 89, 93図

く
クリンダマイシン　60, 74
クロルヘキシジン　62, 64 - 65
組換え型ヒト1-34副甲状腺ホルモン
　　　　　　　　　　➡ テリパラチドを参照.

け
血流内半減期　15

こ
Gaucher 病　21, 35
コラーゲン
　Ⅰ型――架橋 C- テロペプチド（CTX）
　　　　　　　　81, 84 - 86, 84表, 85表, 91-92
　　――性有機基質　23
　　非――　23
口腔顎顔面外科医（の役割）　5 , 57, 60, 63, 74, 93
口腔上顎洞瘻／口腔鼻腔瘻（の交通）
　　　　　　　　　　72, 72図, 73, 症例 3
口腔皮膚瘻　43, 44図, 52, 53図, 症例 2 , 5 , 10, 110図
　　大理石骨病における――　43, 44図
抗破骨細胞薬　28, 30
抗利尿ホルモン分泌異常症候群（SIADH）　55
高圧酸素療法　74, 75図
高カルシウム血症　27 - 29, 55
　　がんによる――　28 - 29
　　ゾレドロネート（ゾメタ）による――の治療　29
高フォスファターゼ血症
　　特発性――　35
骨
　　壊死――　14図, 70図
　　――の石灰化
　　　　大理石骨病に関連した――亢進　41

　　――へのビスフォスフォネートの蓄積
　　　　　　　　　　　　12, 13図, 14 - 15
　　歯槽――　➡ 歯槽骨 を参照.
　　損傷に対する――の反応　56
骨壊死
　　歯槽骨における――の発現　15図
　　ビスフォスフォネート誘発――
　　　　経口薬による――
　　➡ ビスフォスフォネート経口薬誘発骨壊死 を参照.
　　　　静注薬による――
　　➡ ビスフォスフォネート静注薬誘発骨壊死 を参照.
　　　　――における二次感染　2 図, 63 - 64, 症例10, 12
　　放射線性――　➡ 放射線性骨壊死 を参照.
　　リン顎――　➡ リン顎 を参照.
骨芽細胞
　　――と破骨細胞との相互作用　24 - 26
　　前駆――　23図
骨基質
　　コラーゲン性――　23
　　――の維持　23 - 25
　　――へのビスフォスフォネートの蓄積　12, 14 - 15
骨吸収
　　がん誘発性――　26, 27図, 28 - 29
　　窩　27図, 28
　　――後の再生　24 - 25
　　――における破骨細胞の役割　12, 13図, 22図, 23図
　　――の cutting cone　23, 24図
　　――のビスフォスフォネート製剤による抑制
　　　　　　　　　　　　　　　12, 13図
　　――マーカー　85, 85表
　　破骨細胞性――　13図, 17, 22図, 26 - 29, 30図, 90
骨形成タンパク質（BMP）　13, 23
骨形成不全症　21, 35, 42
骨減少症
　　――の記述　31 - 33
　　――の診断　31 - 33, 32図, 34図
　　ビスフォスフォネート経口薬と――
　　　　　　　　　　11, 14, 77, 症例 9 - 10, 12
骨硬化　2 図, 18図, 101図, 134図
骨再生
　　――における破骨細胞の役割　22 - 24
骨細胞　14
骨髄炎　49, 50図, 51図, 64, 症例10, 12
骨髄外造血　42図
骨髄腫
　　多発性――　11, 28, 症例 3 , 5
骨髄ろう性汎血球減少症　42
骨粗鬆症
　　WHO 分類　32 - 33

150

索引

アレンドロネート（フォサマック）による――の治療
　　　　　　　　　　　　　　　11, 12表, 33 - 34, 77 - 79
骨密度（BMD）による評価　14, 17図, 31 - 34, 32図, 34図
　　――に対するサケ・カルシトニン　89 - 90
　　――に対する代替薬剤　89, 94
　　――に対するラロキシフェン　89 - 90
　　――の疫学　30
　　――の記述　30 - 35
　　――の病態生理　31
　　――の臨床徴候　30 - 31, 30図
　若年性――　21, 35
　重症――　32図, 33
　ステロイド性――　21, 35
　二次的な椎体の圧迫骨折　31図
　ビスフォスフォネート経口薬と――
　　　11, 12表, 14, 16図, 30 - 35, 77 - 79, 82表, 症例 7 - 8, 11
　閉経後女性における――　30
骨代謝回転
　　――速度　17 - 19, 18図, 51
　　――における破骨細胞の役割　22 - 24
　　――の実例　10図
　　――マーカー　84, 84図, 86図
　　歯槽骨の――　57
　　小児における――　35
　　大理石骨病における――　41
　　Paget 病における――　29 - 30
骨代謝単位（BMU）　14図, 23 - 24, 24図
骨転移　12表, 21, 26 - 28, 49, 54
骨内半減期　9, 10図, 11 - 12
骨密度（BMD）
　　――に対するフォサマックの影響　33 - 34
　　――の人種と性別に特異的な値　31, 32図
　　――の定義　14, 33
　　――の評価　31 - 34, 32図, 34図, 84 - 85, 89
　　最高――　31 - 33
骨誘導タンパク質　13
骨溶解
　　――の実例　2図
　　――量に基づくステージ分類　52, 53図
骨リモデリング　12, 14 - 19, 23図, 58, 84 - 85
骨隆起
　　――除去　58, 59図, 64, 87
　　――における臨床徴候　17, 18図, 69, 症例 1, 6
骨露出
　　――に関する統計　54
　　――に基づいたステージ分類　52 - 54
　　――の記述　1, 2図
　　――の実例　17図, 52図, 53図, 66図, 88図
　　自然発生的――　2図, 87, 88図

　無症候性の――　54
　臨床徴候としての――　1, 2図, 49, 51 - 54

さ

サケ・カルシトニン（ミアカルシン）　89 - 90
最高骨密度　31 - 33
酸素濃度勾配障害　74, 75図

し

シアロタンパク質　23, 85表
シグマ（sigma）　23, 24図
ジフォスフォネート　9
自然発生的骨露出　2図, 87, 88図
脂肪細胞分化　30
歯科インプラント　36, 45 - 46, 56 - 57, 80表, 87
　　――に関連する顎骨壊死症例　症例 3, 10 - 11
歯科的病的併存状態　55 - 56
歯根端切除術　56, 56表, 81
歯根膜腔の拡大　1, 3図, 17, 61, 61図, 83, 83図
歯周炎
　　活動性――　55 - 56
歯周病（疾患）　57, 62, 81
　　大理石骨病における――　46
歯槽硬線
　　――の硬化　3図, 14, 16図, 61, 61図, 83, 83図, 117図
　　――の図解　16図
　　――の喪失（消失）　3図, 61, 61図
　　――のリモデリング　16図, 17
歯槽骨（歯槽突起）
　　――における骨壊死の発現　15図
　　――に対する大理石骨病の影響　42 - 43
　　――の骨代謝回転　57
　　――の喪失　35 - 36
　　　　アレンドロネート（フォサマック）による――の治療
　　　　　　　　　　　　　　　　　　　　　　　　　　36
　　――のリモデリング　15 - 17
　　――へのビスフォスフォネートの蓄積　15 - 17, 57
歯槽堤増大術　46, 62, 79, 80表, 81
若年性骨粗鬆症　21, 35
腫瘍随伴性症候群　27, 55
腫瘍随伴性天疱瘡　55
重症骨粗鬆症　32図, 33
小児
　　――における骨代謝回転　35
　　――へのビスフォスフォネート投与　35 - 36
侵襲的外科（歯科）治療（処置）
　　　　　　　　　　　1, 46, 57 - 58, 62, 79, 81, 87
腎がん　症例 4

151

索 引

す
スケリッド ➡ チルドロネート を参照.
ステージ分類
 骨露出に基づいた―― 52-54
 骨溶解量に基づいた―― 52, 53図
 ステージ0 51, 64
  ――の症例　症例6, 8-9
 ステージⅠa 52, 52図, 64, 73
  ――の症例　症例1
 ステージⅠb 52, 52図, 64, 73
  ――の症例　症例7
 ステージⅡa
  ――に対する治療法 64-65, 73
  ――の記述 52, 52図
  ――の症例　症例11
 ステージⅡb
  ――に対する治療法 64-65, 73
  ――の記述 52, 52図
  ――の症例　症例5
 ステージⅢa
  ――に対する治療法 64-65, 73
  ――の記述 52, 53図
 ステージⅢb
  ――に対する治療法 65-73
  ――の記述 52, 53図
  ――の症例　症例2-5, 10, 12
ステロイド 5, 55
 ――性骨粗鬆症 21, 35, 79

せ
Zスコア 32-33
世界保健機関（WHO） 32-33, 32図
切除（離断） 65, 67図, 70図, 73, 93-94, 94図
潜在性の毒性 51, 61, 61図
線維性異形成症 21, 35
 多骨性―― 10図
前駆骨芽細胞 23図
前駆破骨細胞 22, 22図, 23図

そ
ゾメタ ➡ ゾレドロネート を参照.
ゾレドロネート（ゾメタ）
 ――使用後の骨壊死 49
 ――に関連する顎骨壊死症例　症例1, 3-6
 ――による高カルシウム血症の治療 29
 ――の化学構造 11表
 ――の記述 4-6
 ――の適応 12, 12表, 21, 28

た
ダイドロネル ➡ エチドロネート を参照.
タンパク質
 骨形成―― 13, 23
 骨誘導―― 13
 シアロ―― 23, 85表
多骨性線維性異形成症 10図
多発性骨髄腫 11, 28, 症例3, 5
大理石骨病
 関連遺伝子 40
 義歯の装着 45, 46図
 喉頭鏡による挿管のリスク 44-45
 骨髄ろう性汎血球減少症 42
 四肢麻痺のリスク 44-45
 二次感染 40図, 43, 45
 臨床徴候（症状） 39, 40図, 41図, 41-42
 ――における口腔皮膚瘻 43, 44図
 ――における骨代謝回転 41
 ――における歯科的症状 42-43
 ――における歯周疾患 46
 ――における聴力異常 41
 ――における低カルシウム血症 42
 ――における乳歯の晩期残存 42, 43図
 ――における脳神経の圧迫 41
 ――における破骨細胞 39
 ――における未萌出歯 42, 43図
 ――に関連した骨の石灰化亢進 41
 ――に罹患した歯槽骨 42
 ――の医科的管理 44-45
 ――の記述 14, 35, 39-40
 ――の歯科的管理 45-46
 ――の胎児性発症 39
 ビスフォスフォネート誘発―― 14, 35-36
炭酸脱水Ⅱ酵素 22図, 40

ち
チタン製再建プレート
 ――による感染の懸念 65, 66図, 67図
 ――による治療 69, 70図, 71図, 症例12
チルドロネート（スケリッド）
 ――と顎骨壊死 30
 ――によるPaget病の治療 21, 30
 ――の化学構造 11表
 ――の記述 9, 11
 ――の適応 12表, 21, 82表
治療
 ステージ0の―― 64, 症例6, 8-9
 ステージⅠaの―― 64, 症例1, 5
 ステージⅠbの―― 64, 症例7

索引

ステージⅡaの―― 64-65, 症例11
ステージⅡbの―― 64-65, 症例5
ステージⅢaの―― 64-65
テージⅢbの―― 65-72, 症例2-5, 10, 12
切除的―― 93, 94図
チタン製再建プレートによる――
69, 70図, 71図, 症例12
――の概要 63-65
――の成果(結果) 73-74
――の目標 61-62, 75
二次感染による軟組織欠損に対する―― 68図
二次感染の―― 63-64
ビスフォスフォネート経口薬誘発骨壊死の――
92-94
ビスフォスフォネート静注薬誘発骨壊死の――
63-72
治療の開始
――前の抜歯 57, 58図, 86-87
窒素含有ビスフォスフォネート製剤
経口薬 11, 12表
静注薬 11-12, 12表
窒素非含有ビスフォスフォネート製剤
経口薬 9, 12表

つ
椎体圧迫骨折 31図

て
Tスコア 32-33, 32図
Tc 99m MDP 9, 10図, 17
デオキシピリジノリン 85表
デキサメタゾン(デカドロン) 4, 55
テリパラチド(フォルテオ) 89-90
低カルシウム血症 42
適応外使用 21, 35-36
転移
骨―― 12表, 21, 26-28, 49, 54
――性がん 26-28
――性前立腺がん 28
――性乳がん 11, 28, 症例1-2, 6

と
ドキシサイクリン 46, 60, 62, 65
特発性高フォスファターゼ血症 35
毒性
潜在性の―― 51, 61, 61図
――の(初期)徴候 3図, 61図, 83, 83図

に
二次感染
大理石骨病における―― 40図, 43, 45
――に起因する軟組織欠損 68図
――の治療 63-64
ビスフォスフォネート誘発骨壊死における――
2図, 63-64, 症例10, 12
二重エネルギーエックス線吸収測定法(DEXA) 14, 31

は
Paget病
――とビスフォスフォネート経口薬 9, 29-30
――における骨代謝回転 29-30
――における破骨細胞 30図
エチドロネート(ダイドロネル)による――の治療
30, 77
チルドロネート(スケリッド)による――の治療
30, 77
ハヴァース系 24
ハウシップ窩 13, 14図, 22図, 22-23
パミドロネート(アレディア)
――に関連する顎骨壊死症例 症例2, 6
――の化学構造 11表
――の記述 4-6
――の適応 11-12, 12表, 21, 28
――の適応外使用 21, 35-36
破骨細胞
Paget病における―― 30図
がんによる――の呼び寄せ 26-27
抗――薬 28, 30
前駆―― 22, 22図, 23図
大理石骨病における―― 39
――性(による)骨吸収
13図, 17, 22図, 26-29, 30図, 90
――と骨芽細胞との相互作用 24-26
――と歯槽骨リモデリング 17
――に対するビスフォスフォネート中断の影響 93
――のアポトーシス 13, 13図
――の形成 22図
――の骨吸収における役割 12, 13図, 22図
――の骨代謝回転と骨再生における役割 22-24
――の波状縁 13, 22, 22図
ビスフォスフォネートによる――障害 27図
歯の連結固定 62, 62図
肺小細胞がん 27-28
抜歯
治療開始前の―― 57, 58図, 86-87
治療中の―― 62, 91
発症契機としての―― 56表

索　引

半減期
　　血流内—— 15
　　骨内—— 9, 10図, 11-12
　　ビスフォスフォネートの—— 9, 10図, 15, 34

ひ

ビスフォスフォネート：
　　　個々のビスフォスフォネート製剤も参照のこと．
　　FDA警告文書　6
　　外科的合併症と—— 79, 80表
　　小児における—— 35-36
　　——投与の普及　33-35
　　——による加水分解抵抗性　9
　　——による骨吸収の抑制　12, 13図, 22図
　　——による破骨細胞障害　27図
　　——の化学構造　10図, 11表
　　——の吸収　15
　　——の作用機序　9-14
　　——の潜在性障害　51
　　——の代替投与　87-91
　　——の蓄積
　　　顎骨への—— 15, 17, 35
　　　骨基質への—— 12, 14-15
　　　骨への—— 12, 13図, 14-15
　　　歯槽骨への—— 15-17, 57
　　——の中断　75-76, 88
　　——の適応　12表, 82表
　　——の適応外使用　21, 35-36
　　——の半減期　9, 10図, 15, 34
　　——の薬物動態　14-15
　　——誘発大理石骨病　14, 35-36
ビスフォスフォネート経口薬　9-12, 13図
　　窒素含有—— 11-12, 12表
　　窒素非含有—— 9, 12表
　　——と骨減少症　11, 14, 症例9-10, 12
　　——と骨粗鬆症　11, 14, 16図, 30-35, 症例7-8, 11
　　——とPaget病　9, 29-30
　　——の中断　88, 91-92
　　——の適応外使用　21, 35-36
ビスフォスフォネート経口薬誘発骨壊死
　　CTX(検査)　81, 84-86
　　口腔外科手術の適応　91
　　—— vs. ビスフォスフォネート静注薬　77-79
　　——の化学構造　10図, 11表
　　——の口腔診査　82-83
　　——の症例　症例7-12
　　——の治療 ➡ 治療 を参照．
　　——の予防 ➡ 予防法 を参照．
　　——のリスク因子　34-35, 79-81

　　——のリスク評価　82-86
　　——の臨床検査　84-86
ビスフォスフォネート静注薬　4-5, 11-12, 13図
　　窒素含有—— 11-12, 12表
　　——の中断　75
　　——の適応外使用　35-36
ビスフォスフォネート静注薬誘発骨壊死
　　エックス線写真上の所見　50図, 53図, 61図, 69図
　　上顎における—— 72図
　　—— vs. 放射線性骨壊死　74
　　——の自然発症　56, 56表
　　——の症例　症例1-6
　　——の治療 ➡ 治療 を参照．
　　——の定義　49
　　——の発症契機　56-57, 56表
　　——の発症率　51
　　——の予防法 ➡ 予防法 を参照．
ビスフォスフォネート誘発骨壊死
　　経口薬による——
　　　➡ ビスフォスフォネート経口薬誘発骨壊死 を参照．
　　静注薬による——
　　　➡ ビスフォスフォネート静注薬誘発骨壊死 を参照．
　　——における二次感染　2図, 63-64, 症例10, 12
　　——に関する当初の報告　4-6
　　——に対するFDAの認識　6
　　——のステージ分類 ➡ ステージ分類 を参照．
　　——の治療 ➡ 治療 を参照．
　　——の定義　1, 49
　　——の予防 ➡ 予防法 を参照．
ヒドロキシアパタイト　10図, 23
ヒドロキシプロリン　85表
ピリジノリン　85, 85表
ピロリン酸塩　9, 10図
非コラーゲン性有機基質　23
左巻き三重らせん構造　84図
病的骨折　2図, 18図, 43, 65, 症例5
病的併存状態
　　医科的—— 54-55
　　歯科的—— 55-56

ふ

フォサマック ➡ アレンドロネート を参照．
フォルクマン管　24
ブラックボックス警告文書　6
プレドニゾン　55, 79, 82, 93
腐骨　78図, 92図, 93図
副甲状腺ホルモン(PTH)　22, 90
　　——関連ペプチド　27-28

へ
ペニシリンVK　60, 64-65
閉経後の女性　21, 30, 31図, 34, 79
米国食品医薬品局（FDA）　4, 6, 21

ほ
ボニバ ➡ イバンドロネート を参照.
補助療法　74-75
放射性核種　9, 17
放射線性骨壊死
　――vs. ビスフォスフォネート誘発骨壊死　49, 74, 92
　――エックス線写真上の特徴　50図
　――ステージ0　51
　――に対する高圧酸素療法　74, 75図
　――の記述　5
放線菌（Actinomyces）　43, 44図, 51図, 60, 74

み
ミアカルシン ➡ サケ・カルシトニン を参照.

め
メトロニダゾール（フラジール）　45, 65
メバロン酸分岐経路　13

や
薬物動態　14-15

よ
予防法
　う蝕コントロール　57
　ビスフォスフォネート経口薬誘発骨壊死の――　86-92
　ビスフォスフォネート治療開始前の抜歯　57, 58図, 87
　ビスフォスフォネート静注治療中の――　60-63
　ビスフォスフォネート静注治療前の――　57-60
　――における口腔顎顔面外科医の役割
　　　　　➡ 口腔顎顔面外科医 を参照.

ら
RANKL
　――の記述　22図, 25-26, 25図, 27図
　がんに関連する――　26, 27図, 28
ラロキシフェン（エビスタ）　89-90
　骨粗鬆症に対する――　89-90

り
リスクのある（at risk）　51, 64, 症例5-6, 9
リセドロネート（アクトネル）
　――に関連する顎骨壊死症例　症例9
　――の化学構造　11表
　――の記述　5, 11, 77
　――の適応　12表, 21, 82表
　――の用量　82, 82表
　――リスク因子　79-81
リモデリング
　骨――　12, 14-19, 23図, 58, 84-85
　歯槽硬線の――　16図, 17
　歯槽骨の――　15-17
　破骨細胞と歯槽骨――　17
リン顎（骨壊死）　6, 6図
臨床検査　84-86
　ビスフォスフォネート経口薬誘発骨壊死の――　84-86
臨床徴候
　骨粗鬆症の――　30-31, 30図
　骨隆起における――　17, 18図, 69, 症例1, 6
　大理石骨病の――　39, 40図, 41図, 41-42
　無歯顎患者における――　17-19, 18図
　――としての骨露出　1, 2図, 49, 51-54
　――の記述　49-54

る
類骨　14図, 23-25, 23図, 24図

れ
レボフロキサシン（レバキン）　45, 60, 65

ろ
露出骨 ➡ 骨露出 を参照.

顎骨壊死を誘発するビスフォスフォネート経口薬あるいは静注薬
―歴史，病因，予防，治療―

2009年10月10日　第1版第1刷発行
2013年1月10日　第1版第2刷発行

著　　者　Robert E. Marx
　　　　　（ロバート　マークス）

翻訳監修　日本口腔外科学会
　　　　　（にほんこうくうげかがっかい）

発 行 人　佐々木　一高

発 行 所　クインテッセンス出版株式会社
　　　　　東京都文京区本郷3丁目2番6号　〒113-0033
　　　　　クイントハウスビル　電話 (03)5842-2270(代表)
　　　　　　　　　　　　　　　　　 (03)5842-2272(営業部)
　　　　　　　　　　　　　　　　　 (03)5842-2279(書籍編集部)
　　　　　web page address　http://www.quint-j.co.jp/

印刷・製本　サン美術印刷株式会社

©2009　クインテッセンス出版株式会社　　　　　　　禁無断転載・複写
Printed in Japan　　　　　　　　　　　　　　　　　落丁本・乱丁本はお取り替えします
　　　　　　　　　　　　　　　　　　　　　　　　　ISBN978-4-7812-0100-9　C3047

定価は表紙に表示してあります

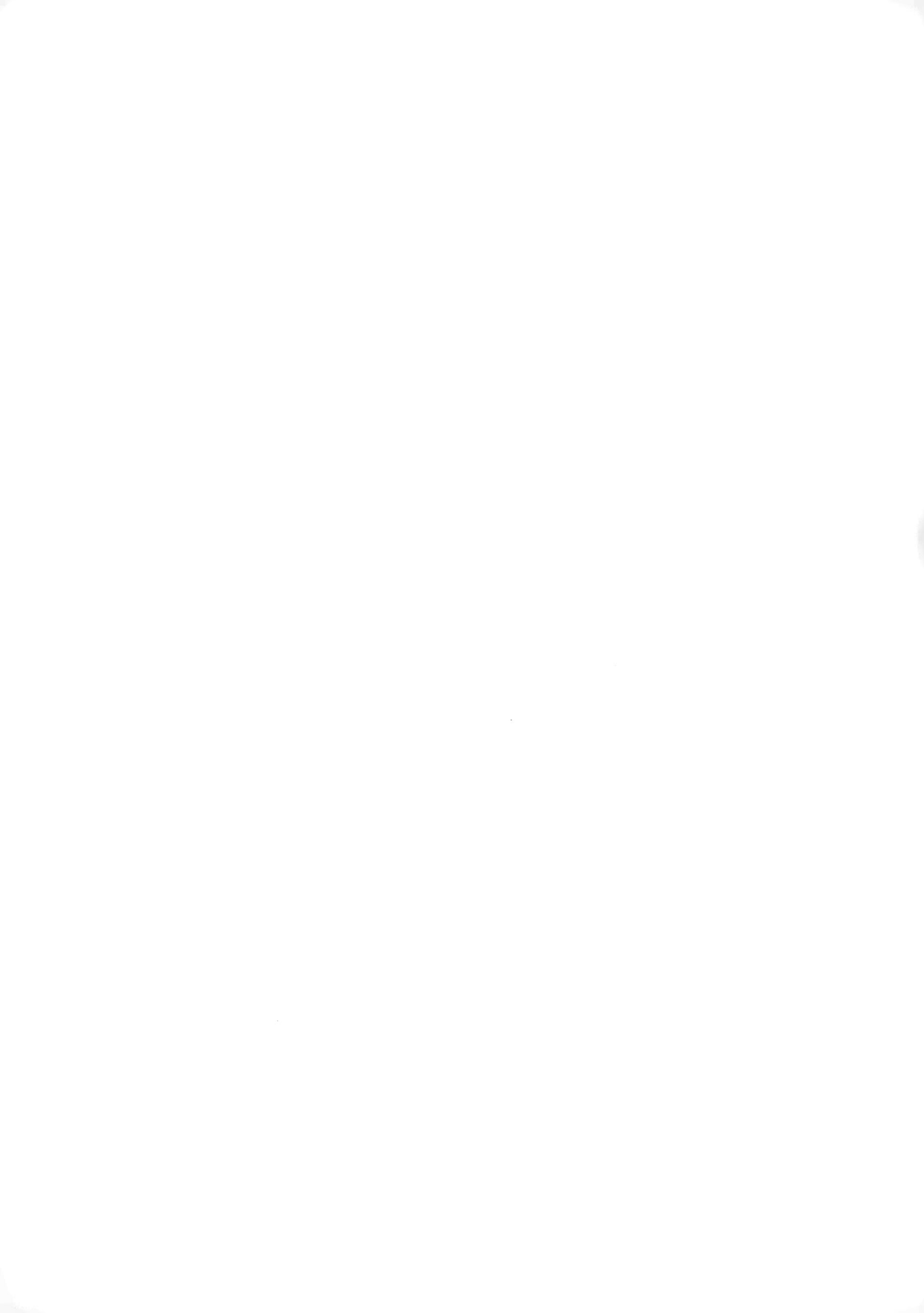